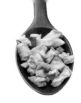

new 간호와 영양
New Nursing and Nutrition

진은희, 김태경

인간은 생명을 유지·성장시키고 정상적인 활동을 하기 위하여 음식물 섭취를 통하여 개인의 영양을 섭취한다. 인간이 섭취하는 음식에는 열량제공, 성장, 건강유지 및 세포의 재생에 활용되어지는 영양소 (nutrients)가 포함되어 있으며, 이 중 필수 영양소는 인체에서 만들어지지 않기 때문에 반드시 식품 섭취 를 통하여 제공받아져야 하는 것들이다. 부적절한 영양 섭취는 신체의 성장발달 뿐 아니라 신체적 복원 력이나 건강유지에도 부정적인 결과를 초래한다.

군자출판사

New 간호와영양
New Nursing and Nutrition

첫째판 1쇄 인쇄 2014년 8월 11일
첫째판 1쇄 발행 2014년 8월 20일
둘째판 1쇄 발행 2015년 2월 25일

지 은 이 진은희 · 김태경
발 행 인 장주연
편집디자인 한은선
표지디자인 전선아
발 행 처 군자출판사
  등록 제 4-139호(1991. 6. 24)
  본사 (110-717) 서울특별시 종로구 창경궁로 117 (인의동 112-1)동원회관 BD 6층
  전화 (02) 762-9194/5   팩스 (02) 764-0209
  홈페이지 | www.koonja.co.kr

ISBN 978-89-6278-904-1
정가 20,000원

| 저자소개 |

| 진은희

인제대학교 보건학 박사

진주보건대학 간호과 교수

| 김태경

한양대학교 간호학 박사

동의과학대학 간호과 교수

| 목 차 |

contents

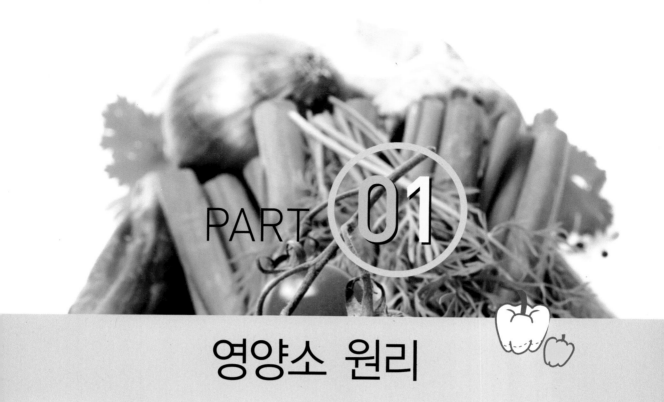

PART 01

영양소 원리

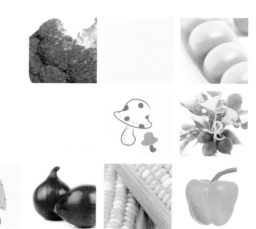

CHAPTER 01

영양소

인간은 생명을 유지·성장시키고 정상적인 활동을 하기 위하여 음식물 섭취를 통하여 개인의 영양을 섭취한다. 인간이 섭취하는 음식에는 열량제공, 성장, 건강유지 및 세포의 재생에 활용되어지는 영양소(nutrients)가 포함되어 있으며, 이 중 필수 영양소는 인체에서 만들어지지 않기 때문에 반드시 식품 섭취를 통하여 제공받아져야 하는 것들이다. 부적절한 영양 섭취는 신체의 성장발달 뿐 아니라 신체적 복원력이나 건강유지에도 부정적인 결과를 초래한다. 이에 미국농무부에서는 균형 있는 칼로리와 에너지 필요량에 대한 영양적인 식품을 선택하는데 필요한 기초정보를 제공하기 위하여 USDA(United States Department of Agriculture; 미국농무부) 식이지침을 고안하여 발표하였다. USDA에서는 개인이 섭취하는 식품에는 인간의 성장과 건강에 필요한 모든 영양소가 포함되어야하며 각각의 식품 그룹은 균형있는 식생활에 중요하므로 매일 모든 그룹의 다양한 식품을 섭취하는 것의 중요성을 강조하고 있다. 또한, 건강증진과 질병예방 위험 감소에 초점을 두고 체중관리, 에너지 균형, 영양소 적절성 등에 대한 핵심적인 권고사항인 MyPyramid를 제시하고 있다(그림 1-1).

핵심 권고 사항: 2010 USDA 식이지침

- 진한 녹색과 오렌지색 야채, 콩류, 과일, 통곡류, 저지방 우유와 유제품을 많이 섭취한다.
- 정제된 곡물, 지방, 설탕이 첨가된 식품과 칼로리를 적게 섭취한다.
- 기본 식품 그룹내 고영양밀도의 식품을 다양하게 섭취하고 포화지방, 트랜스 지방, 콜레스테롤, 설탕 첨가, 염분, 알코올 등은 조절하여 섭취한다. 고밀도 영양식품은 많은 양의 비타민과 미네랄(미량 영양소)을 함유하고 적은 칼로리를 함유하는 음식이며 저밀도영양 식품의 섭취는 체중을 증가시킨다.
- USDA 식생활지침(그림 1-1)을 통하여 균형된 식이 패턴과 함께 에너지 권장량을 섭취하고 있다.

MyPyramid

한가지 방식이 모두에게 이롭지는 않다.

USDA의 MyPyramid는 개인의 건강한 식생활 및 신체 활동을 나타낸다. 이 상징은 건강을 위한 음식의 선택과 매일의 활동량을 일깨워준다.
각 부분별 세부 내용은 다음과 같다.

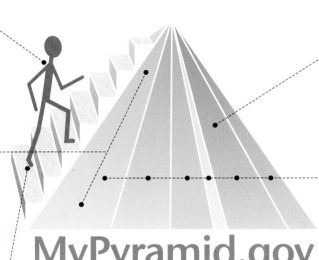

활동(Activity)

활동은 개인이 계단을 오르는 것으로 나타내고 있다. 매일의 활동량을 일깨워 준다.

절제(Moderation)

절제는 각각의 식품 그룹이 하단에서 상단으로 좁혀지면서 나타난다. 넓은 하단은 지방과 당이 적거나 없는 식품을 나타낸다. 이러한 음식은 자주 섭취해야 한다. 좁은 상단은 많은 지방과 당을 포함한 음식이다. 매일의 활동량이 클수록 이러한 식품을 더 많이 섭취 할 수 있다.

개인화(Personalization)

개인화는 계단을 오르는 사람, 슬로건, 웹사이트에 나타낸다. MyPyramid.gov에서는 하루에 섭취해야 할 음식의 양과 종류를 알아 볼 수 있다.

균형(Proportionality)

균형은 식품 그룹간의 폭으로 나타난다. 이 띠의 폭은 필요한 식품 그룹의 섭취의 양을 나타낸다. 폭은 일반적인 표현이지 정확한 비례를 나타내는 것은 아니다. 웹사이트를 통해 개인에게 적절한 양을 볼 수 있다.

다양성(Variety)

다양성은 6색깔로 5개의 식품 그룹과 오일로 나타낸다. 이는 모든 그룹의 식품이 매일 필요하다는 것을 의미한다.

단계적 향상 (Gradual improvement)

단계적 향상은 슬로건을 통하여 장려된다. 개인은 매일 노력함으로 건강과 생활을 증진시킬 수 있다.

곡류	야채	과일	오일	우유	육류 및 콩

그림 1-1 MyPyramid의 구조

핵심 권고 사항: 2010 USDA 식이지침

늘려야할 식품과 영양성분

· 채소와 과일의 섭취를 늘린다.

· 다양한 채소를 섭취하되 특별히 검푸른 채소, 붉은색 채소, 주황색 채소 및 콩류를 즐겨 먹는다.

· 섭취하는 곡물의 절반을 통곡물로 채운다. 즉 정제곡물을 통곡물로 대체하여 전체 통곡물 섭취량을 늘린다.

· 무지방, 저지방 우유와 요구르트, 치즈 혹은 강화 대두음료와 같은 유가공품의 섭취를 늘린다.

· 수산물, 살코기, 가금육, 달걀, 콩류, 대두 제품 그리고 소금 간이 되지 않은 견과류와 씨앗류 등의 다양한 단백질 급원식품을 선택한다.

· 육류와 가금육을 대신하여 수산물을 선택하고 섭취함으로써 수산물의 다양성과 량을 늘린다.

· 고체지방이 많은 단백질 식품을 고체지방과 열량이 적고 액상 유지가 풍부한 식품으로 대체한다.

· 가능하면 고체지방을 액상 유지로 대체하여 사용한다.

· 더 많은 칼륨과 식이섬유, 칼슘, 비타민 D를 제공할 수 있는 식품을 선택하여 섭취한다. 이를 위해 채소, 과일, 통곡물, 우유와 유가공품을 선택한다.

줄여야할 식품과 식품성분

· 1일 나트륨 섭취량을 2300mg 이하로 줄이고 고혈압, 당뇨병, 만성신부전증이 있는 경우 1,500mg으로 섭취를 줄인다.

· 단일불포화지방과 다중불포화지방으로 포화지방을 대체하며 전체 섭취열량의 10% 이하로 포화지방을 섭취한다.

· 1일 식이 콜레스테롤은 300mg 이하로 유지한다.

· 트랜스지방의 생성 가능성이 높은 식품과 기타 고체지방의 섭취를 줄여서 가능한 한 트랜스 지방 섭취를 줄일 수 있도록 한다.

· 고체지방과 첨가 당에 의한 열량 섭취를 줄인다.

· 정제곡물이 포함된 식품의 섭취를 줄인다. 특히 고체지방, 첨가 당, 나트륨을 포함하는 정제곡물 식품은 피한다.

· 알콜을 섭취한다면 여성의 경우 하루 한 잔, 남성의 경우 하루 두 잔 정도의 적당 음주를 하되 법적인 음주 가능 연령을 지킬 수 있도록 한다.

체중관리를 위한 열량조절

· 식이와 신체활동을 통해 과체중과 비만을 예방하고 개선하도록 한다.

· 체중을 유지하기 위해 전체 섭취열량을 조절한다. 과체중 혹은 비만인 사람의 경우 식품과 음료 섭취에 따른 열량을 줄일 수 있도록 한다.

· 신체활동을 많이 하고 앉아서 활동하는 시간을 줄인다.

· 삶의 주기(유아기, 청소년기, 성년기, 임신기, 수유기, 노령기)에 따라 적절한 열량의 조화를 유지한다.

영양소의 종류

개인이 섭취하는 식품에 성장과 건강에 필요한 모든 영양분이 포함되어야 한다는 것을 인식시키는 것이 중요하다. 각각의 식품 그룹은 균형있는 식생활에 중요하므로 매일 모든 그룹의 다양한 식품을 섭취하는 것이 중요하다. 또한 많은 양의 비타민과 미네랄, 칼로리가 적은 고밀도 영양식품 등을 선택해야 한다는 것을 인식해야 한다.

인간에게 성장이나 생명유지 및 건강향상을 위해 필요한 필수영양소에는 6가지가 있다. 에너지를 공급하는 탄수화물, 지방(지질), 단백질(아미노산)과 같은 필수 열량영양소와 비타민, 무기질, 수분과 같은 인체의 건강을 조절하는 조절영양소로 나뉘어 진다.

필수 영양소

탄수화물

탄수화물은 유기물이며 식물성 음식에 주로 존재하는 신체의 기본적인 열량영양소이며, 가장 중요한 에너지공급원이다. 탄수화물의 기본물질인 포도당은 광합성 작용에 의해 합성되어 식물의 뿌리, 열매, 줄기와 잎 등에 전분이나 섬유소 형태로 저장된다.

탄수화물의 종류에는 포도당, 과당, 갈락토오스와 같은 단당류와 자당, 맥아당, 유당의 이당류 그리고 전분, 당원, 렉스트린, 식이섬유소와 같은 다당류가 있으며, 식이섬유소에는 셀룰로오스, 헤미셀룰로오스, 검(gum), 펙틴, 리르닌 등이 있다.

탄수화물의 체내기능은 에너지 생성, 체단백질 보호작용, 지방의 불완전 산화방지 및 음식에 단맛과 향미를 제공한다.

탄수화물 중 식이섬유소는 변비, 관상동맥 및 심장질환 발생을 억제하며 위장장애 및 제 2형 당뇨병의 위험을 줄인다. 그러나 탄수화물의 부적절한 섭취는 비만, 당뇨병, 유당불내증, 설탕의 과잉섭취로 인한 충치 등을 발생시킨다.

탄수화물에 관한 영양허용섭취정도범위는 AMDR(Accepted Macronutrient Distri-bution Range)에 따르면, 일일 Kcal의 45~65%이며, 'Health People 2010'에서도 매일 적어도 4회의 과일, 5회의 콩류를 포함한 야채, 6회 정도의 곡물제품의 섭취를 권장하고 있다.

탄수화물의 주요 급원식품은 현미, 백미, 시리얼, 빵, 과일쥬스, 배, 사과, 고구마, 감자, 콩류 등이다. 우리나라의 식사는 탄수화물 섭취가 비교적 용이한 식단을 가지고 있다(표 1-1).

표 1-1 당질의 분류와 주요 급원

탄수화물의 분류	급원	최종 소화 분해물
단당류		
포도당(glucose)	과일, 채소 및 꿀	포도당
과당(fructose)	과일, 채소 및 꿀	과당
갈락토오당(galactose)	유당의 가수분해물	갈락토오스
이당류		
자당(sucrose)	사탕수수, 사탕무, 당밀, 고구마	포도당
유당(lactose)	우유 및 유제품	포도당, 갈락토오스
맥아당(maltose)	맥아제품 및 발효식품	포도당 2분자
다당류		
전분(starch)	곡류, 감자, 콩 및 근채류	포도당
당원(glycogen)	간, 근육, 생굴 및 가리비	포도당
덱스트린(dextrin)	전분의 중간 분해산물	포도당
식이 섬유소		
셀룰로스(cellulose)	양배추류, 콩류, 사과, 근채류, 　통밀, 밀가루 및 밀기울	
헤미셀룰로스(hemicellulose)	곡물식, 전곡, 오트밀, 말린콩	
검(gum)	보리, 현미	
펙틴(pectin)	사과, 딸기, 감귤류	
리그닌(lignin)	숙성된 채소 및 밀	

핵심 권고 사항

- 섬유소가 많은 과일, 야채, 곡류 등을 선택한다.
- 과일 쥬스보다는 과일을 선택하여 필요한 섬유소를 섭취한다.
- 과일 쥬스는 칼륨 및 칼슘 섭취에 도움을 준다.
- 설탕 및 감미료 사용이 적은 음식 및 음료를 선택한다.
- 1000Kcal 당 14g의 식이섬유소를 섭취한다.
- 콩과류는(예: 콩, 완두)는 1주일에 수 차례 섭취해야 한다.
- 총 곡류 섭취량의 반 이상을 통곡류로 섭취한다.

단백질

단백질은 우리 몸의 근육이나 효소, 호르몬, 항체 등의 주요 성분을 구성하는데, 생명유지에 으뜸 영양소라는 희랍어 proteuo에서 유래되었다.

단백질을 구성하는 기본단위는 20개의 아미노산이며, 이 아미노산의 결합으로 이루어져 있는데, 9종류의 필수 아미노산과 간에서 생성되는 11종류의 비필수 아미노산이 있다. 필수 아미노산은 체내에서 만들어지지 않으며 식품을 통해서만 섭취가 가능한다.

단백질의 체내기능은 뼈와 근육의 대부분을 구성하고, 생명활동 조절과 항상성 유지, 질병 방어, 산소 및 영양소 운반, 수분 및 산염기 평형유지로 부종방지 및 완충작용과 포도당 섭취 부족 시 근육 단백질이 분해되어 뇌와 적혈구에 포도당을 공급하는 기능을 한다. 단백질은 1g 당 4Kcal로 에너지를 제공하며, 단백질의 합성을 동화작용이라 하고, 단백질의 분해를 이화작용이라고 한다.

단백질의 영양허용섭취정도범위(AMDR; accepted macronutrient distribution range)에 따르면, 일일 Kcal의 10~35%이다. 단백질의 부적절한 섭취는 마라스무스와 쿠와시오커병과 같은 영양불량상태를 초래할 수 있다. 단백질의 주요 급원식품은 생선, 조개류, 닭, 오리, 쇠고기, 돼지고기, 치즈, 계란, 두부, 콩류 등이다.

지방

지방(지질)은 물에는 녹지 않고 유기 용매에 녹는 물질을 말하며, 상온에서 고체 형태인 지방(fat)과 액체 형태인 기름(oil)이 있다.

지방의 종류는 지방의 구성성분인 지방산(fatty acid), 식품이나 생체를 구성하는 지방산의 95%이며 대부분 글리세롤과 에스테르로 결합되어 있는 중성지방, 인지질, 식물조직에서는 발견되지 않고 동물조직에서 널리 발견되며 특히 뇌 또는 신경조직에 높은 농도로 존재하는 콜레스테롤이 있다.

지방이 혈액에서 운반되려면 수용성인 혈액에 잘 섞일 수 있는 상태여야 한다. 따라서 지단백질 같은 특별한 수송체계가 필요한데, 이 지단백질의 종류에는 카일로마이크론(chylomicron), 최저밀도지단백(VLDL), 저밀도지단백(LDL), 고밀도지단백(HDL)로 나누어진다. 이중에서 저밀도지단백(LDL)은 조직으로 콜레스테롤을 운반하며 LDL‐콜레스테롤 수치가 높을수록 심혈관계 질환에 걸릴 위험도가 증가된다. 반면, 고밀도지단백(HDL)은 조직의 콜레스테롤을 간으로 운반, 체외로 배설되게 하는 역할을 하며 HDL‐콜레스테롤 수치가 높을수록 심혈관계 질환을 예방하게 된다.

지방 중 중성지방은 신체를 정상적으로 성장시키고 유지시키며 체내의 여러 생리적 과정을 수행하는데 꼭 필요한 성분인 필수지방산을 공급하며 1g 당 9Kcal로의 에너지를 공급하는 주요 에너지원이다. 또한 지용성 비타민의 흡수를 촉진하며, 음식의 맛과 향미와 포만감을 제공해주고, 장기보호 및 체온조절의 기능을 해준다.

인지질과 콜레스테롤은 세포막과 신경조직의 구성성분이며, 에스트로젠이나 테스토스테론 등 스테로이드계 호르몬의 전구체이기도 하여, 자외선의 도움을 받아 비타민 D로 합성된다.

총 지방 섭취 권장량은 성인의 경우 총 Kcal 양의 20~30%, 2~3세 어린이의 경우 총 Kcal 양의 30~35%, 4~18세의 경우 총 Kcal 양의 25~35%이며, 포화지방이나 트랜스지방 및 콜레스테롤 등을 다량(Kcal의 35% 이상)으로 섭취하면 관상동맥 심장질환의 위험이 높아질 수 있다.

지방의 주요 급원식품은 대부분 생선, 견과류 또는 식물성 지방으로 섭취되는데 육류, 조류, 마른 콩, 우유 또는 유제품의 선택시 기름기가 적거나, 저지방 또는 무지방으로 선택해야 한다(표 1-2).

탄수화물, 단백질 그리고 지방은 식이요법에서 열량의 주된 원천이다. 대부분의 식품과 음료는 이런 필수 열량 영양소들이 다양한 양으로 복합적으로 들어있다. 따라서 연령에 적정한 탄수화물과 단백질 그리고 지방의 양을 고려하여 섭취할 필요가 있다(표 1-3).

핵심 권고 사항

- 성인의 총 지방 섭취량은 Kcal의 20~35%가 적절하다.
- 2~3세 유아의 총 지방 섭취량은 Kcal 섭취량의 30~35%가 적절하다.
- 성인은 포화 지방, 트랜스 지방 및 콜레스테롤의 섭취를 줄이는 것이 필요하다.
- 포화 지방산은 Kcal의 10% 이하를 섭취하고 콜레스테롤은 300mg 이하 그리고 트랜스 지방산은 가능한 최소로 섭취해야 한다.
- 총 지방의 섭취량을 총 Kcal의 20~35%로 유지하고 대부분의 지방을 생선, 견과류, 식물성 오일 등의 불포화 지방산 및 단일 불포화 지방의 형태로 섭취한다.
- 무지방 및 저지방 육류, 조류, 마른 콩, 우유 또는 유제품을 선택한다.
- 포화 지방산 및 트랜스 지방산이 높은 음식의 섭취를 제한한다.
- 지방과 기름이 적은 제품을 선택한다.

표 1-2 식품의 지질, 지방산, 콜레스테롤의 함량

식품명	총지방량(g)	콜레스테롤 (mg/100g)	P/S	지방산(%)			
				포화	올레산	리놀레산	리놀렌산 & EPA, DHA, AA
달걀	11.2	470	0.51	34.1	43.6	13.4	3.8
노른자	31.2	1,300	0.51	37.5	43.6	13.4	3.8
흰자	0	1		32.4	41.7	12.7	8.2
우유	3.5	11	0.05	54	24.9	2.7	0.5
모유	3.5	15	0.48	39	36.4	15	2.6
조제분유	26.8	28	0.45	45	32.4	18.9	1.5
가공치즈	26	80	0.03	65.2	24.8	1.6	0.7
식빵	3.8	0	1.68	24	34.2	31.9	7.9
쌀밥	0.5	0	1.06	34.9	25.2	37.1	1.4
땅콩	49.5	0	1.67	15.5	48.2	31.2	0.2
호두	68.7	0	7.23	10	14.9	61.2	13.4
마요네즈	72.5	200	3.83	11.1	33.9	33.2	9.4
새우	0.5	13.0	2	22.7	22.6	1	42
오징어	1	300	1.57	34.4	3.5		56.2
굴	1.8	50	1.37	34.5	10.9	2.3	28.4
어묵	7.2	30	0.36	39.9	40.8	12.6	1.5
연어	8.4	65	1.2	22.3	23.4	0.8	21.9
고등어	16.5	55	1.04	27.6	26.5	1.4	24.4
대구	0.4	60	2.6	22.9	12.7	0.5	54.3
안심	16.2	70	0.06	42.1	44.2	2.6	0.1
쇠간	3.7	240	0.69	93.2	19.8	9.9	9.3
돼지(등심)	25.7	55	0.25	42.5	42.5	9.5	0.9
돼지(삼겹살)	38.3	60	0.25	42.4	42.3	9.7	0.8
베이컨	39.1	60	0.24	40.3	44.9	8.4	1.1
소시지	24.8	60	0.35	38.1	43.8	12	1
햄	13.8	40	0.28	41.1	42.9	9.5	1.6
닭가슴살	2.4	70	0.59	32.4	41	14.7	3.5
닭다리(껍질포함)	14.6	95	0.58	31	43.2	15.2	2.3

농촌진흥청 농촌생활연구소(2001). <식품성분표> 제6차 개정
P/S: 불포화지방산, 포화지방산, EPA: Eicosapentaenoic acid, DHA: Docosahexaenoic acid, AA: Arachidonic acid

표 1-3 연령별 적정 필수열량영아소 비율

연령	탄수화물	단백질	지방
유아(1~3세)	45~65%	5~20%	30~40%
어린이와 청소년(4~18세)	45~65%	10~30%	25~35%
성인(19세 이상)	45~65%	10~35%	20~35%

조절 영양소

비타민

비타민은 에너지의 근원은 아니지만 신체의 기능·성장·유지를 위해 필수적인 유기적 화합물이다. 비타민은 매우 적은 양이 필요하지만, 화학적 작용을 포함한 여러 가지 신체기능에 필요하다.

비타민은 신체에서 만들어지지 않으므로 음식을 통해 섭취해야 한다. 영양섭취기준(DRIS)에서는 비타민의 부족 또는 과잉 복용이 건강에 미치는 영향에 대하여 설명하고 있다.

비타민 결핍의 가장 주된 이유는 적은 비타민 섭취이다. 두 번째 이유는 흡수 감소 또는 과다 방출로 인해 비타민의 생물학적 이용 가능성이 제한되는 것이다.

비타민은 수용성 및 지용성 비타민의 2종류가 있다.

수용성 비타민은 물에서 용해되는 것으로, 그 예로는 비타민 C와 비타민 B(티아민, 리보플라빈, 니코틴산, 엽산, 비타민 B_6, 비타민 B_{12}, 비오틴, 판토텐산)가 있다.

- 수용성 비타민은 소장에서 흡수된다.
- 과대 복용시에는 최소한의 양만 신체에 저장한다.
- 과량 섭취가 일반적으로 독성을 나타내지는 않으며 소변을 통하여 배출된다.
- 수용성 비타민을 매일 섭취하지 않으면 비타민 결핍 증상이 빨리 나타나게 된다.
- 비타민 보충제 섭취로 신체내 비타민 수치가 장기간 높게 지속되면 유해한 결과를 초래할 수 있다.

지용성 비타민은 지방성 조직 또는 지방물질에서 용해되는 것으로 비타민 A, D, E, K가 있다.

- 소장에서 지용성 비타민이 흡수되기 위해서는 담즙이 필요하다.
- 과잉섭취시 간, 비장 또는 다른 지방 조직에 저장된다.
- 지용성 비타민의 과다 복용은 독성을 유발할 수 있으며 질병을 초래할 수도 있다.

비타민은 여러 식품에 소량씩 함유되어 있으며, 체내에서 합성되지 못하므로 건강유지를 위해 반드시 섭취해야 하는 필수 영양소이다. 비타민의 섭취가 부족할 경우, 결핍증이 생길 수 있으므로 여러 가지 신선한 식품을 골고루 섭취해야 한다. 비타민 식품의 신선도가 떨어지면 비타민 함량도 감소하게 되며, 곡류는 도정하는 정도에 따라 비타민의 상당량이 손실될 수 있다.

비타민은 비타민 A, D, E, K와 같이 지방에 녹아 있고 과량 섭취 시 체내에 축적되어 간 독성을 유발할 수 있는 지용성 비타민과 물에 녹고 대개 소변으로 배설되는 비타민 B군과 비타민 C와 같은 두 종류의 수용성 비타민이 있다.

수용성 비타민

비타민 B군

비타민 B군에는 티아민(B_1), 리보플라빈(B_2), 니아신(N_3), 피리독신(B_6), 엽산, 코바라민(B_{12}), 바이오틴, 판토텐산, 콜린 등이 있으며 주요기능은 효소 에너지 대사로 결핍시 각기병, 피부염, 혈관확장증, 악성빈혈, 거대적아구성 빈혈 등을 유발한다. 주요 공급원은 우유, 돼지고기, 씨앗류, 땅콩류, 녹색잎 채소 등이다.

비타민 C

비타민 C의 주요기능은 황산화제, 조효소, 콜라겐 형성, 상처 치유, 철 흡수, 호르몬 합성 등이며 결핍시에는 괴혈병이 나타난다. 주요 공급원으로는 과일 및 채소(감귤류, 토마토, 피망, 딸기, 브로콜리) 등이다(**표 1-4**).

지용성 비타민

비타민 A

우리나라 사람에서 부족하기 쉬운 영양소 중 하나이며, 동물성 식품에 들어 있는 레티놀이나 식물성 식품에 들어 있는 주황색 색소인 카로티노이드 등이 있다.

비타민 A는 주로 간에서 대사가 이루어지며 주된 저장장소도 간이다. 주요 기능은 시각, 세포분화, 항암작용 및 항산화작용 등이고, 비타민 A가 결핍되는 경우 야맹증이나 안구건조증 등이 나타날 수 있다.

비타민 A의 주요 급원은 동물의 간, 어류, 계란, 녹황색채소, 해조류, 과일 등이다.

표 1-4 수용성 비타민의 주요기능 및 결핍증

종류(한국인 1일 권장량: RDA)	주요기능	결핍증	급원
비타민 C (55mg)	항산화제, 수산화반응 (콜라겐 형성, 혈관유지, 면역기능 향상)	괴혈병(피로, 식욕감퇴, 상처치유 지연, 점상출혈, 잇몸출혈, 체중 감소)	감귤류, 오렌지, 자몽, 딸기, 레몬, 콩, 양배추, 고추
비타민 B₁ 티아민 (1.0~1.3mg)	탈탄산반응(해당과정, TCA회로) 펜톤오스 인산회로 신경계에서의 기능	각기병(허약, 피로, 다리의 감각상실, 보행불능, 부종, 심부전증, 식욕부진)	돼지고기, 전곡, 강화곡류, 내장육, 깍지강낭콩, 땅콩, 두유
리보플라빈 (1.2~1.6mg)	산화-환원반응에서 전자(수소) 전달(TCA회로, 전자전달계) 지방분해	구내염, 구각염, 설염, 구순염, 눈부심	우유, 요구르트, 치즈, 육류, 계란, 강화된 곡류제품, 간, 버섯, 시금치 및 엽채류
나이안신 (13~17mg)	전자, 수소이온전달, 산화-환원반응(해당과정, TCA회로, 지방 합성 및 분해)	펠라그라(설사, 피부염, 치매, 죽음), 설염, 흥분, 정신이상 이외에는 드묾	참치, 닭고기, 간, 육류, 버섯, 땅콩, 완두콩, 밀기울
비타민 B₆ (1.5mg)	단백질, 지방의 체내 이용률 향상, 신경전달물질 합성	피로염, 설염, 발작, 두통, 구토, 빈혈	육류, 닭고기, 연어, 바나나, 해바라기씨, 감자, 시금치, 밀배아
엽산 (250μg)	DNA와 RNA합성, 아미노산의 합성, 적혈구의 성숙	거대적구성 빈혈, 설염, 설사 성장장애, 정신질환, 신경관 결함)	시금치, 진녹색 채소, 내장육, 오렌지 주스, 밀배아, 아스파라거스, 멜론
비타민 B₁₂ (2.4μg)	엽산 대사과정 관여 (신경기능의 유지)	악성빈혈(거대적아구성 빈혈, 신경계 손상)	동물성 식품(특히, 내장육), 조개류
판토텐산 (5.0mg)	아실기 전달(아세틸화 반응: TCA회로, 지방 합성 및 분해)	피로, 무관심, 두통, 불면증, 구토, 복통)	난황, 간, 치즈, 버섯, 땅콩, 진녹색 채소(대부분 식품)
바이오틴 (40μg)	CO₂ 운반(당으로부터 에너지 생성, 지방산 합성)	빈혈, 식욕감퇴, 구토, 설염, 근육통, 피부건조증)	난황, 간, 이시트, 땅콩, 치즈 (소화기관 내의 미생물에 의해 합성)

비타민 D

체내 칼슘대사 조절에 중요한 인자인 비타민 D는 체내에서 합성될 수 있으며, 주요 기능은 혈장의 항상성 유지, 뼈의 대사 및 구조 유지, 세포나 신경의 기능 유지 및 혈액응고가 있다. 비타민 D가 부족한 경우에는 구루병, 골연화증, 골다공증과 같은 질병이 유발될 수 있다. 비타민 D의 주요 급원은 이스트, 생선간유, 정어리, 난황, 버터 등에 함유되었다.

비타민 E

임상적인 비타민 E의 결핍증은 성인의 경우에는 거의 나타나지 않으나, 유아기에 비타민 E의 흡수에 이상이 있는 경우는 발달중인 신경계에 영향을 미칠 수 있다. 비타민의 주요 기능은 항산화, 노화 및 빈혈 방지 기능 등이 있다. 비타민 E의 주요 급원은 식물성 기름, 밀의 배아, 땅콩, 아스파라거스, 녹색채소, 마가린, 난황, 간, 우유 등이다.

비타민 K

비타민 K는 혈액응고에 관여하며 장내 세균에 의해서도 비타민 K가 합성되므로 결핍증은 흔하지 않다. 비타민 K의 주요 기능은 간에서의 혈액응고 인자의 합성과 뼈의 정상적인 석회화에 관여한다는 것이다. 비타민 K의 주요 급원은 시금치, 무청, 브로콜리 등의 녹색채소, 콩류, 대두유, 면실유 등이다(표 1-5).

 표 1-5 지용성 비타민의 주요기능 및 결핍증

종류(한국인 1일 권장량: RDA)	주요기능	결핍증	급원
비타민 A (700mg RE)	시력유지, 상피세포의 건강유지, 세포분화에 필수, 신경계 및 생식계 기능유지, 골격성장	야맹증, 안구건조증 피부이상, 성장부전, 면역기능 약화, 성기능장애	동물의 간, 생선간유, 달걀, 당근, 김
비타민 D (5~10mg) 에르고칼시페롤: D_2 콜레칼시페롤: D_3	뼈의 성장과 석회화 촉진, 칼슘과 인의 흡수촉진	아동: 구루병 성인: 골다공증, 골연화증	생선간유, 달걀, 비타민 D 강화우유
비타민 E (10mg-TE) 토코페롤 토코트리에놀	세포의 손상을 막는 항산화제, 리포퓨신의 축적방지, 동물에서 생식에 관여	적혈구 용혈 빈혈 신경파괴	식물성 기름, 씨앗, 녹황색 채소, 마가린, 쇼트닝
비타민 K (60~80mg) 필로퀴논: K_1 메나퀴논: K_2 메나디온: K_3	칼슘과 결합하는 단백질의 글루탐산 잔기의 카르복실화에 관여 (혈액응고 · 오스테오칼신)	출혈(내출혈)	녹황색 채소, 간, 곡류, 과일

무기질

무기질은 우리 신체에서 다양한 기능을 한다.

- 무기질은 치아와 뼈의 강도 및 내구성을 증가시켜 준다.
- 뼈는 신체에 필요한 무기질을 저장하는 기능을 한다.
- 무기질은 신경과 근육의 기능에 영향을 주며, 근육의 정상적인 수축과 이완에 관여한다.
- 무기질은 수분 및 산-염기 균형을 유지시켜주며 혈액의 응고, 조직의 회복과 성장에 필요하다.

무기질은 주요 무기질과 미량 무기질의 두 종류가 있는데, 주요 무기질은 필수 영양 미네랄로서 하루에 100mg 이상의 섭취가 필요하며, 미량 무기질은 하루에 100mg 이하의 섭취가 필요하다.

미량 무기질은 효소, 호르몬 성분 및 산화 환원 반응의 보조 인자 역할을 하며, 성장과 면역의 정상적인 기능에 필요하다. 미량 무기질의 결핍은 성적 성숙의 지체, 성장의 약화, 면역 체계의 이상, 호르몬 기능의 변화, 충치 등을 야기시킬 수 있다.

주요 무기질에는 칼슘, 마그네슘, 칼륨, 염소, 인, 황, 나트륨 등이 있으며, 미량 무기질에는 크롬, 구리, 요오드, 철, 망간, 셀레늄, 아연 등이 있다.

칼슘

체내에 가장 많은 무기질로써 신체 칼슘의 약 99%는 뼈에 저장되어 있다. 칼슘은 뼈의 형성 뿐만 아니라 중추신경계, 근육의 수축과 이완, 혈전 형성, 혈압 조절의 기능 등을 하고 있다.

칼슘의 적절한 섭취는 1000~1300mg이다. 특히 칼슘 섭취와 관계하여 결핍의 위험성이 많은 사람들은 11~24세까지의 성인, 임산부, 수유부 등이다. 칼슘의 주요 공급원은 낙농제품인 우유와 아이스크림, 요구르트, 치즈, 퓨딩과 같은 제품 등이다.

인

인은 체내의 뼈와 치아를 구성하고 있으며, 에너지 이동수단 및 DNA와 RNA의 유전적 물질의 일부, 산-염기 균형을 위한 인산 형성의 완충제, 수송과 구조적 기능을 위해 사용되는 인지질의 구성요소 등으로 사용된다. 인의 권장섭취량은 19세 이상 남녀의 경우 700mg이다.

인은 낙농식품, 난류, 육류, 생선, 가금류, 곡류, 인스턴트식품, 청량음료 등이 주요 공급원이다. 인의 결핍은 알려져 있지 않지만, 인을 과잉섭취할 경우에 체내로부터 칼슘을 배출시킬 수 있으므로 청량음료나 인스턴트식품의 섭취를 줄여야 한다.

마그네슘

칼슘이나 인과 함께 마그네슘은 대부분 뼈에 존재하며, 심장활동을 포함한 신경과 근육의 기능을 조절하고 혈전 형성과 면역체계에 관여한다.

마그네슘의 권장섭취량은 남성은 420mg, 여성은 320mg이며 전곡, 콩류, 브로콜리, 녹색잎 채소 및 다른 채소에 풍부하게 포함되어 있다.

철

철은 헤모글로빈과 마이오글로빈에 있는 산소를 체내로 분배하며, 권장섭취량은 남자 8mg, 여자 18mg, 임신부, 27mg, 수유부 9mg 등이다. 주요 공급원으로는 고기, 생선, 가금류, 달걀 노른자, 채소, 콩류, 통밀, 강화밀 등이 있으며, 결핍 시에는 빈혈이나 혈색소 침착증과 같은 문제를 야기시킬 수 있다.

요오드

요오드는 갑상선에서 생산되는 티록신 호르몬의 구성 물질이다. 티록신은 성장 조절과 발달, 기본 대사율, 체온 등에 영향을 주며, 결핍시에는 체중증가를 유발하는 갑상선종, 그레이브스병과 같은 질병을 유발할 수 있다. 권장섭취량은 남자 11mg, 여자 8mg이며, 주요 공급원은 요오드화된 소금, 어패류 및 해산물 등이 있다(표 1-6).

표 1-6 무기질의 주요기능 및 결핍증

종류(한국인 1일 권장량: RDA)	주요기능	결핍증	급원
칼슘 (900mg)	골격구성, 혈액응고, 신경전달, 근육수축, 세포대사	골다공증 및 골격 손실의 위험도 증가	우유 및 유제품, 뼈째먹는 생선, 녹색채소, 칼슘강화식품
인 (700~900mg)	골격구성, 세포의 구성성분, 대사중간물질, 산-염기 평형	특별한 것은 없지만 골격손상 가능성	유제품, 어육류, 탄산음료, 곡류
마그네슘 (미국: 여자 310mg) 남자 400mg)	골격치아 및 효소의 구성성분, 대사중간물질, 산-염기 평형	허약, 근육통, 심장 기능약화, 신경장애	전곡, 녹황색채소, 견과류, 초콜릿, 콩류
소듐 최소필요량: 115mg 적정섭취량: 2400mg (NaCl 16g)	세포외액의 양이온, 신경자극전달, 삼투압 조절, 산-염기 평형, 포도당 흡수	근육경련, 식욕감퇴	식탁염, 가공식품, 양념류, 스낵과자류, 베이킹파우더, 육류
포타슘 체중 1kg 당 1mmol (Luqt. 1994) 미국: 90mEq/일 일본: 51mEq/일	세포내액의 양이온, 산-염기 평형, 삼투압 조절, 신경자극 전달, 글리코겐형성에 관여	불규칙한 심장박동, 식욕상실, 근육경련	시금치, 호박, 바나나, 오렌지, 주스, 채소, 과일류, 우유, 육류, 콩류, 전곡
철분 (12~16mg)	헤모글로빈 미오글로빈 성분, 골수에 서조혈작용을 도움, 효소의 구성성분, 면역기능 유지에 관여	체내 철분량 감소, 철분결핍성 빈혈(피부창백 · 피로 · 허약 · 호흡곤란 · 식욕부진 유발 · 어린이의 경우 성장장애)	육류(쇠간), 어패류, 가금류, 콩류, 시리얼, 녹색 채소
요오드 (75~200mg)	갑상선호르몬의 성분 및 합성	갑상선 기능부전증(권태감 · 기초대사율 저하 · 추위에 민감증 등), 갑상선종, 크레틴증(성장지연)	해조류(미역 · 김 등), 해산물, 요오드강화식염
아연 (10~12mg)	200여 효소의 구성요소로 성장 · 면역 · 알코올 대사에 관여, 생체막 구조와 기능의 정상유지에 기여, 핵산의 합성에 관여	식욕부진, 미각 · 후각 감퇴, 성장지연 · 왜소증, 면역기능 저하, 상처회복 지연, 정상말단 피부염	패류(굴 · 게 등), 육류, 우유, 요구르트
셀레늄 (50~200mg)	글루타티온 과산화 효소 성분, 항산화 작용(비타민 E 절약)	근육통 · 근육약화, 심근장애, 심장기능 저하	새우, 패류, 어류, 땅콩, 버터, 전밀

표 1-6 무기질의 주요기능 및 결핍증(계속)

종류(한국인 1일 권장량: RDA)	주요기능	결핍증	급원
구리 (1.5~3mg)	철분의 흡수 이용을 도움, 결합조직의 건강에 기여, 금속계 요소의 성분	빈혈증, 백혈구의 감소, 뼈의 손실, 성장장애, 심장질환	육류(간 · 내장), 패류(굴 · 가재), 코코아, 배아
망간 (2.0~5.0mg)	금속계 효소의 구성요소, 효소를 활성화시킴 (당질 · 지질 · 단백질 대사에 관여), 뼈와 연골조직의 형성	인체에 잘 알려져 있지 않음, 체중 감소, 동물의 경우 성장장애 · 생식장애 · 지질 및 당질 대사이상	쌀겨, 호두, 대두, 쌀, 브랜플레이크
불소 (1.5~4.0mg)	충치예방 및 억제, 골다공증 방지에 기여	충치유발, 골다공증	해조류, 어류, 자연수
크롬 (50~200mg)	당내성 인자의 성분으로 인슐린 작용 및 당질 대사에 관여	장기간 TPN시 당뇨유발, 성장지연, 콜레스테롤 · 지질대사에 이상	계란노른자, 간, 전곡, 견과류

수분과 전해질

사람에게 있어서 다른 영양소들은 공급이 중단되었을 때 수주에서 수개월까지 버틸 수 있지만, 물의 경우는 며칠만 마시지 못해도 생명을 지킬 수 없게 된다. 수분의 체내 기능에는 신체조직의 구성(근육의 76%) 및 영양소를 신체 곳곳으로 이동 공급하며, 노폐물을 수송하여 신장을 통해 배설되게 하며, 주요 장기를 보호하고, 윤활제(침, 관절액 등) 역할을 하며, 체액의 전해질 농도와 산-염기의 평형유지 및 체온조절에 관여한다.

성인의 경우 열량 섭취 수준에 따라 2~5L 정도가 충분하며, 고열이나 설사 및 과도한 발한이 장기간 계속될 때 수분섭취가 모자라면 탈수가 되기도 한다. 체수분의 2%가 소실되면 갈증을 느끼고, 4%가 소실되면 근육이 피로해진다. 또한, 20%가 손실되면 생명을 잃게 되며, 일단 심한 탈수를 겪으면 신장기능에 영구적 손상이 초래된다.

수분의 기능

- 세포의 형태와 강도를 제공한다.
- 체온이 일정하도록 돕는다.
- 윤활제로서 작용한다.
- 체조직의 완충작용을 한다.
- 영양소와 노폐물을 운반한다.
- 용매로서 작용한다.
- 미량의 미네랄을 제공하는 원천으로 기능한다.
- 화학작용에 참여한다.

CHAPTER 02

영양상태 평가

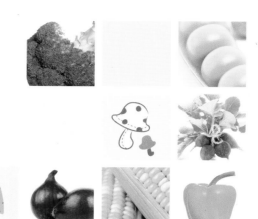

영양상태 평가는 음식의 섭취량을 파악해서 우리가 필요한 만큼 영양소를 섭취하는지 알아보고, 건강과 관련된 다양한 검사를 통하여 영양과 건강상태에 대해 진단과 평가를 하는 과정이다. 영양상태 평가는 질병의 예방과 조기 발견 및 치료에서 중요한 역할을 담당하므로 정기적으로 실시하는 것이 바람직하다. 영양상태는 크게 네 가지 방법으로 확인할 수 있다.

신체계측

영양상태는 신체지수에 영향을 준다. 신체계측(anthrppometric assessment)은 신체의 성장과 신체 구성성분의 비율을 측정하고, 이를 표준치와 비교하여 영양상태를 평가하는 방법이다. 신체계측은 영유아나 성장기 어린이의 발육상태를 알아보거나, 비만 판정 등의 신체조성을 알아보는데 중요하다.

신체계측의 종류는 신장, 체중, 두위, 흉위, 상완위 등을 측정하고 표준치와 비교하여 성장의 정도를 알아보는 체위, 신체의 제지방과 체지방 성분의 비율을 확인하는 신체조성 측정 등이 있다.

체격지수를 확인하기 위해서는 체중과 신장을 계측하는 것이 가장 많이 사용되어지는데, 체중과 신장을 통해서 비만도(obesity rate), 체질량지수(Body Mass Index; BMI), 허리엉덩이 둘레비(Waist~Hip Ratio, WHR) 등을 활용하여 비만 및 수척 정도를 파악하게 된다(표 2-1).

표 2-1 체격지수

지수	산출방법	판정
비만도 (obesity rate)	실제체중/표준체중×100 표준체중산출 　신장>160cm:{신장(cm)-100}×0.9 　150≤신장≤160cm;{신장(cm)-150}×0.5+50 　신장<150cm;신장(cm)-100	체중 미달: 비만도<90% 정상: 90%≤비만도≤110% 체중 과다:110%<비만도<120% 비만: 120%<비만도
체질량지수 (body mass index, BMI)	체중(kg)/신장(m)^2.	저체중: 18.5 미만 정상: 18.5~22.9 과체중: 23~24.9 비만: 25~29.9 고도비만: 30 이상
허리엉덩이둘레비 (waist-hip ratio, WHR)	허리둘레/엉덩이둘레	복부비만 판정 　비만 : 남자 0.95 이상 　　　　여자 0.85 이상 　정상 허리둘레: 남자<90cm, 　　　　　　　　여자<80cm

생화학적 검사

혈액이나 소변 등 시료를 채취하고, 이에 함유된 영양소나 영양소의 대사산물 등을 측정하여 영양상태를 판정한다. 이외에 시료로 대변, 머리카락, 골수, 타액 등을 이용할 수 있다. 단백질과 철분 영양 평가표는 **표 2-2**를 참조하고, 질환의 예방 및 관리를 위한 대표적인 생화학적 검사의 종류와 판정기준은 **표 2-3**과 같다.

임상적 사정

대상자의 건강상태나 신체를 조사하여 영양불량에 관한 증후와 증상을 찾고, 영양상태를 평가하는 방법이다. 임상조사는 건강상태를 포함한 병력, 식사력과 영양상태를 반영하는 신체 증후나 증상 등을 조사한 후 종합적으로 판단한다.

표 2-2 단백질 철분의 영양상태 평가지표

항목	평가
단백질	
혈청 총 단백질(g/dL)	정상: >6.5 경계: 6.0-6.4 결핍: <6.0
혈청 알부민(g/dL)	정상: >3.5 경계: 2.8-3.4 결핍: <2.8
혈청 트랜스페린(mg/dL)	정상: >200 경계: 100-200 결핍: <100
철분	
헤모글로빈 농도(g/dL)	정상: 14-18(남), 12-16(여) 빈혈: <13.5(남), 12(여)
헤마토크리트(%)	정상: 40-54(남), 37-47(여)

 표 2-3 혈중지질 농도 평가지표

항목	평가
중성지방(mg/dL)	정상: <200 경계: 200-399 위험: >400
총콜레스테롤(mg/dL)	정상: <200 경계: 200-239 위험: >240
LDL-콜레스테롤(mg/dL)	정상: <130 경계: 130-159 위험: >160
HDL-콜레스테롤(mg/dL)	정상: >40 경계: 35-40 위험: <35

식사 섭취조사

식사 섭취조사는 개인의 식품이나 음식 섭취량을 조사하여 평가하는 방법으로 24시간 회상법(표 2-4), 식사 기록법(표 2-5), 식품 섭취빈도 조사법(표 2-6), 식습관 조사법(표 2-7) 등이 있다. 식사 섭취량을 조사한 후 컴퓨터 프로그램을 활용하여 에너지, 단백질, 비타민이나 무기질 등의 영양소 섭취량을 산출한다. 최근 국내에서도 이와 관련된 컴퓨터 프로그램이나 인터넷 사이트가 개발되어 24시간 회상법이나 식품 섭취빈도 조사법 등으로 수집한 자료를 입력하면, 영양소 섭취량 및 영양소별 권장량에 대한 섭취량의 비 등의 영양상태 평가 결과를 알아볼 수 있다.

 표 2-4 24시간 회상법 (하루동안 드신 음식을 기억해 주세요)

식사	식사시간	식사장소	음식명(조리명)	재료명	눈대중
식전	7:00	집	미숫가루		1컵
아침 식사	9:30	집	식빵 우유 딸기잼	서울우유	1개 1컵 1/2 숟가락
간식	11:50	학교매점	단팥빵		1개
점심 식사	1:02	학교 식당	비빔밥 풋고추멸치조림 배추김치	밥(수북이) 시금치나물 콩나물 무생채 고추장 당근 풋고추 멸치 간장 배추김치	중1공기 2젓가락 소1접시 1젓가락 1큰 숟가락 1젓가락 3개 1큰 숟가락 5쪽
간식	4:00	학교매점	우유		1통(작은 것)
저녁 식사	8:00	집	쌀밥 고등어조림 계란 프라이 배추김치	밥 고등어 간장 계란 식용유 배추김치	1/2 공기 1토막 1개 중1접시
간식	9:00	집	오렌지주스		1컵

표 2-5 식사기록법

날짜	월 일 (요일)				
분류	식사 시간	식사 장소	음식명 (조리명)	재료명	분량
아침	8:00	집	밥	쌀	한공기
			미역국	미역 소고기	200g 50g
			김치	배추김치	7쪽
			시금치 나물	시금치 참기름 간장 깨소금	1/4접시 1작은술 1작은술 1/2 작은술
간식					
점심					
간식					
저녁					
간식					

표 2-6 식품섭취빈도조사법

식품 및 음식명	섭취빈도(회)	1일			1주			1달		1년	거의	비고
		3	2	1	4~6	2~3	1	2~3	1	6~11	안먹음	
곡류	1. 쌀	⑨	⑧	⑦	⑥	⑤	④	③	②	①	⓪	
	2. 잡곡(보리 등)	⑨	⑧	⑦	⑥	⑤	④	③	②	①	⓪	
	3. 라면(자장면 포함)	⑨	⑧	⑦	⑥	⑤	④	③	②	①	⓪	
	4. 국수(냉면, 우동, 칼국수 포함)	⑨	⑧	⑦	⑥	⑤	④	③	②	①	⓪	
	5. 빵류(모든 빵 포함)	⑨	⑧	⑦	⑥	⑤	④	③	②	①	⓪	
	6. 떡류(떡볶이, 떡국 포함)	⑨	⑧	⑦	⑥	⑤	④	③	②	①	⓪	
	7. 과자류	⑨	⑧	⑦	⑥	⑤	④	③	②	①	⓪	
두류 서류	8. 두부(국, 찌개, 부침, 조림, 순두부 포함)	⑨	⑧	⑦	⑥	⑤	④	③	②	①	⓪	
	9. 콩류(콩밥, 콩자반 포함)	⑨	⑧	⑦	⑥	⑤	④	③	②	①	⓪	
	10. 두유	⑨	⑧	⑦	⑥	⑤	④	③	②	①	⓪	
	11. 감자(국, 볶음, 조림, 튀김, 찐감자 포함)	⑨	⑧	⑦	⑥	⑤	④	③	②	①	⓪	
	12. 고구마(군고구마, 찐고구마, 튀김, 맛탕 포함)	⑨	⑧	⑦	⑥	⑤	④	③	②	①	⓪	
육류 난류	13. 소고기(국, 탕, 찌개, 편육, 장조림, 구이, 볶음, 비프까스, 튀김, 찜 포함)	⑨	⑧	⑦	⑥	⑤	④	③	②	①	⓪	
	14. 닭고기(삼계탕, 백숙, 찜, 튀김, 조림, 볶음 포함)	⑨	⑧	⑦	⑥	⑤	④	③	②	①	⓪	
	15. 돼지고기(찌개, 구이, 볶음, 돈까스, 튀김 포함)	⑨	⑧	⑦	⑥	⑤	④	③	②	①	⓪	
	16. 햄, 베이컨, 소시지(핫도그 포함)	⑨	⑧	⑦	⑥	⑤	④	③	②	①	⓪	
	17. 달걀	⑨	⑧	⑦	⑥	⑤	④	③	②	①	⓪	

표 2-7 식습관 조사법

1. 지난 이틀 동안 매끼 식사를 하셨습니까?

1일전 (어제)	아침	① 예 ② 아니오	점심	① 예 ② 아니오	저녁	① 예 ② 아니오
2일전 (그제)	아침	① 예 ② 아니오	점심	① 예 ② 아니오	저녁	① 예 ② 아니오

1-1. 이틀 중 하루라도 아침을 거르셨다고 답하신 경우 그 주된 이유는 무엇이었습니까?

① 늦잠을 자서　　　　　　　　　　⑥ 돈을 절약하기 위해서

② 식욕이 없어서　　　　　　　　　⑦ 시간이 없어서

③ 소화가 잘 안돼서　　　　　　　　⑧ 습관이 돼서

④ 아침 식사가 준비되지 않아서　　⑨ 기타

⑤ 체중을 줄이기 위해서

2. 최근 1년 동안 평균적으로 간식을 얼마나 자주 하셨습니까?

① 하루 3회 이상　　　　　　　　　④ 이틀에 1회

② 하루 2회　　　　　　　　　　　⑤ 거의 안한다(주 3회 미만)

③ 하루 1회

3. 최근 1년 동안 평균적으로 외식(매식, 직장 급식, 학교 급식)을 얼마나 자주 하셨습니까?

① 하루 2회 이상　　　　　　　　　④ 월 1~3회

② 하루 1회　　　　　　　　　　　⑤ 거의 안한다(월 1회 미만)

③ 주 1~6회

4. 최근 1년 동안 대체로 가족(가족 중 한사람 이상)과 함께 식사하셨습니까? 끼니별로 답해 주십시오.

아침	① 예 ② 아니오	점심	① 예 ② 아니오	저녁	① 예 ② 아니오

PART 02

생의 주기별 영양관리

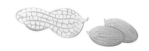

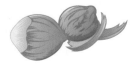

CHAPTER 03

신생아의 영양

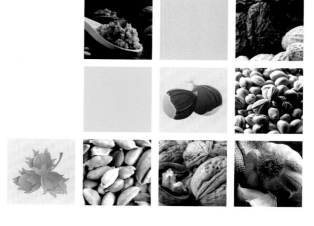

대부분의 신생아는 처음 태어나 며칠 간 5~7% 정도 체중이 감소하지만, 대체로 10~14일 이내로 처음 줄어든 체중을 회복한다. 신생아는 처음 체중의 두배가 되는 6개월이 될때 까지 하루에 1oz 정도의 체중이 증가하며, 신생아의 키는 처음 한 해 동안 두 배가 된다.

신생아는 첫 24시간 동안 자궁 밖의 삶에 적응하며 소화기로부터 배변을 배출한다. 수분섭취량(the volume of fluid intake)은 첫 24시간 동안 매 수유당 10~15ml에서 처음 며칠이 지나면서 60~90ml로 증가한다. 이때 신생아의 단위체중 당 수분량은 잦은 수유 를 필요로 한다.

수유

수유동안 편안한 환경을 조성하여 신생아와 어머니의 수유로 인한 스트레스를 줄이고 상호간에 긍정적인 경험을 할 수 있도록 해야 한다. 수유 시 어머니는 규칙적인 휴식과 충분한 수면 뿐 아니라 양질의 영양과 수분을 섭취하는 것이 중요하다. 수유 시 신생아 가 젖꼭지 뿐 아니라 유륜 전체를 물 수 있는 자세를 어머니는 취해야 한다.

신생아를 돌보는 어머니나 양육자는 신생아의 수유에 대한 욕구 즉, 손을 입으로 가 져간다든지, 포유반사, 핥기, 빨기 등의 수유에 대한 반응을 확인할 수 있어야 한다.

수유의 종류

모유수유

초유는 초기 모유의 분비물질로써 신생아에게 필요한 충분한 Kcal, 영양분, 대식 세포 및 항체를 함유하고 있다. 초유의 양과 온도는 며칠 내에 성숙유(mature breast)가 분비 될 때까지 신생아에게 적합하다. 모유수유 신생아의 경우 다음에 나타나 있는 보충제 섭취를 확보하는 것이 중요하다.

- 비타민 K, 철분, 불소는 출생 직후 먹어야 한다.
- 출생부터 6개월까지의 영아들은 매일 0.27mg의 철분이 필요하다(영양섭취 기준).
- 철분의 영양섭취 기준은 7개월에서 12개월의 영아들에게 하루에 11mg씩 늘려 주어야 한다(5kg(13lb)보다 더 나가고 9kg(20lb) 보다 적게 나가는 아이들).
- 출생부터 12개월 된 아이에게 비타민 D의 영양섭취 기준은 하루 5mcg을 주어야 한다.
- 출생부터 6개월 된 아이에게 불소의 영양섭취 기준은 하루 0.01mg이며, 7~12개월 된 아이는 하루 0.5mg을 준다.

젖병 수유 신생아의 경우, 좀 더 개월수 많은 영아를 위한 특수 조제분유는 불필요하다.

젖병수유

조제분유는 처음 6~12개월 동안만 젖병 수유 신생아와 영아에게 권장된다. 보통 준비된 조제분유는 바로 사용할 수 있으며, 농축되어 있거나 가루 형태로 되어 있고, 영아의 수분 필요량, 에너지, 비타민, 무기질 등을 충족시켜야 하며 반드시 소화가 가능해야 한다. 아기 양육자는 조제분유를 비교하여 단백질, 지방, 탄수화물 함량이 고른지를 확인해야 한다.

분유는 불충분한 Kcal에 과다한 단백질 섭취를 야기하기 때문에 1세 이하의 영아에게는 권장되지 않는다. 이는 에너지 요구량과 성장에 필요한 체지방을 동원하는 원인이 된다. 또한 분유는 충분한 철분, 아스코르브산, 기타 필요한 지방산 등이 결여되어 있다.

저지방 우유(2%)와 기타 판매되는 우유 대용품들은 충분한 영양분 섭취를 제공하지 않으므로 신생아 및 영아에게 권장되지 않는다. 조유에 앞서, 아기 양육자는 자신의 손, 캔 뚜껑 및 기타 모든 조유용품들을 따뜻한 비눗물로 씻고, 뜨거운 물로 헹구어 주는 것이 중요하다(해당되는 경우). 개봉된 조제 분유 캔은 밀봉된 용기(캔이 아닌)에 담아 냉장고에 보관하여 48시간 이내에 사용해야 한다. 대부분 바로 먹일 수 있게 되어있는 조제분유는 1oz 당 20Kcal이며, 미국소아협회에 의해 29개 영양소의 최소 기준치와 9개 영양소의 최고 기준치가 정해져 있다.

조제분유 준비에는 여러가지 유형이 있는데, 이는 미리 준비된 조제분유와 농축액, 가루 형태(물과 섞어야 하는), 무가당 연유가 있다(무가당 조제분유는 13oz의 무가당 우유와 19와 1/2oz의 물, 3작은술의 설탕 또는 시중 판매되는 가공 옥수수 시럽 등을 섞은 것으로 이루어져 있다. 비타민 C와 철이 추가된다).

조제분유와 관련된 기타 중요한 사항들은 안정성과 삼투성이다. 조제분유는 유화 지방, 단백질, 탄수화물, 비타민, 무기질, 농후제나 안정제 등의 혼합물이며, 이는 각 구성물질의 분리를 막아주며 더 오랜 저장수명을 위한 안정성을 추가하기 위해 고안된 것이다.

신생아 영양소

신생아의 에너지 요구는 신진대사 기능에 요구되는 기본적인 에너지, 신체 활동과 음식물 소화에 필요한 에너지, 성장에 필요한 에너지에 따라 결정된다(**부록 A** 참조).

탄수화물

신생아는 간 글리코겐 저장소를 가지고 있으므로 탄수화물이 식단의 전체 Kcal 중 40~45%를 차지한다. 신생아는 아미노산과 다른 부산물에서 나오는 글루코네오제네시스(글루코스의 형성)와 대체 에너지자원을 제공하는 기전인 케토제네시스(지방으로부터 케톤체의 형성)에 대한 제한된 기능을 가지고 있다.

락토오즈의 장점은 흡수가 용이하다는 것인데, 느린 분해와 흡수는 칼슘흡수를 증대시킬 수 있다.

무기질

칼슘은 성장과정에서 일어나는 뼈의 빠른 미네랄화를 위해 필요하다. 이 때 큰 뼈의 중간 부분만이 미네랄화가 된다. 이 시기에는 치아 발달과 근육 수축 및 신경 자극성, 혈액 응고, 심장 근육 작용을 위해 칼슘에 대한 요구량이 증가한다.

철분은 헤모글로빈 형성을 위한 필수요소이다. 태아때 저장되었던 철분은 생후 4~6개월 즈음에 고갈된다. 식이 섭취는 풍부한 씨리얼, 달걀 그리고 나중에 고기를 모두 포함해야 한다.

비타민

비타민 A 과다함량의 증상과 징후를 눈여겨 볼 필요가 있다. 식욕부진, 느린 성장, 피부의 마르고 갈라짐, 간과 비장의 비대 등이 그것이다.

비타민 D 역시 과다 섭취에 유의해야 하는데, 이는 설사나 체중감소, 다뇨증, 최종적으로는 연한 피부 조직의 석회화 등의 현상을 통해 알 수 있다(예: 신세뇨관, 혈관, 기관지, 위, 심장).

신생아 영양에 영향을 미치는 행위

수유시 신생아와 양육자 간의 상호작용을 고려하는 것은 매우 중요하다. 한 가지 비결이 있다면 수유하는 동안 부드러운 음악으로 편안한 환경을 조성하는 것이 효과를 줄 수 있다. 또한 아래와 같이 양육자에게 기본적인 사항을 짚고 넘어가는 것도 유용한다.

- 수유 동안과 수유 후 신생아의 적합한 자세
- 모유수유하는 어머니의 식단
- 수유형태와 양, 그리고 수유일정 등의 측면에서 신생아 식단
- 아기의 대변 양상

양육자는 이러한 사항을 나중에 보고 했을 때 정확하도록 일지에 기록할 수 있다.

신생아의 수면각성주기는 영아기(infancy) 과정 전반에 걸쳐 변할 수 있는 요소들과 연관되어 있다. 신생아들은 대개 매 3~4시간마다 먹는데, 이는 초기 수면각성주기를 설정한다.

양육자는 신생아가 보이는 다양한 반응에 대하여 인지할 수 있어야 한다. 신생아에게 나타나는 수유와 관련된 반응 중 구역질반사, 흡철(빨기)반사, 연하(삼키기)반사 등과 같은 반사작용의 조화는 영양섭취를 촉진한다. 이러한 반사작용은 신생아의 구강 수유를 시작하는 기준이 되기도 한다.

포유반사 행동은 신생아가 먹는 것의 자극에 이끌릴 때 일어난다. 양육자는 신생아의 입술과 뺨을 한 쪽에만 부드럽게 어루만져 주어야 한다. 다양한 자극을 받은 아기는 혼란과 불안을 나타내고, 영양섭취가 감소될 수도 있다. 포유반사 행동은 3~4개월경에 사라진다.

밀어내기는 혀를 앞으로 밀어내는 동작이다. 밀어내기 반사가 음식 선호도를 나타내는 것은 아니며, 고형식을 첨가할때 혀 끝을 지나 음식을 놓아주면, 이 반사를 줄일 수 있다. 밀어내기는 생후 4개월경에 소실된다.

모유수유 시 확인사항

- 각각의 유방에서 몇 분이나 수유를 합니까?
- 얼마나 자주 수유를 합니까?
- 아이가 만족해 하는 것 같습니까?
- 하루에 소변으로 흠뻑 젖은(saturated) 기저귀는 몇 개나 됩니까?
- 하루에 대변은 몇 번 봅니까?
- 대변의 양상은 어떻습니까?
- 수유 시 아이의 반응은 어떻습니까?

젖병수유 시 확인사항

- 얼마나 자주 수유를 합니까?
- 아기의 수유량은 얼마나 됩니까?
- 아이가 만족해 하는 것 같습니까?
- 하루에 소변으로 흠뻑 젖은(saturated) 기저귀는 몇 개나 됩니까?
- 하루에 대변은 몇 번 봅니까?
- 대변의 양상은 어떻습니까?
- 수유 시 아이의 반응은 어떻습니까?

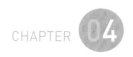

영아기(1~12개월)의 영양

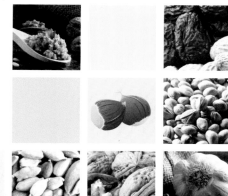

만삭 분만아에게 처음 6개월 동안 모유를 주는 것이 가장 바람직하다. 영양상태가 좋은 어머니의 모유를 먹는 영아의 경우, 별도의 비타민이나 무기질 섭취를 필요로 하지는 않는다. 생후 6개월의 아이에게는 0.01mg의 불소화합물과 0.27mg의 철분의 섭취가 권장된다.

아이가 조제분유를 먹을 경우, 불소와 철분이 강화되었는지 확인하는 것이 중요하다. 영아는 우유와 다른 음식에 지방 성분이 필요하며, 칼로리와 영양소 함량이 불충분한 조제되지 않은 전유, 저지방 우유, 대용 우유는 먹이지 말아야 한다. 전유는 영아기에 불균형한 위장 내의 혈액 손실에 의한 철분의 결핍을 불러일으킬 수 있다.

영아기 영양에 영향을 미치는 행위

영아기 동안의 주요 심리적 목표는 신뢰감 대 불신감을 형성하는 것이다. 영아에게는 음식 자체가 만족을 주고 환경에 적응하는 방법이다. 신뢰는 중요한 문제이며, 편안한 환경에서 음식을 먹는 것, 만지는 것, 잡는 것 등과 같은 영아의 요구는 일관적으로 충족되어야 한다.

영아기 영양을 향상시키는 방법

영아에게 일정한 식사 주기를 설정해 주는 것이 중요하다. 영아에게 유두(혹은 인공 젖꼭지)의 위치를 파악하게 하여 영양섭취를 수월하게 한다. 어머니가 모유수유를 할 경우, 아기의 입이 유두 뿐 아니라 유륜 부위까지 물었는지 확인해야 한다. 또한 양쪽 유방으로 각각 5~10분 동안 3~4시간 마다 수유한다.

처음에는 어머니가 매 수유 때마다 수유자세를 바꾸어 주어야 하는데, 이는 어머니의 유두가 헐거나 과민반응을 일으켜 피부 통합성에 문제를 일으키지 않도록 하기 위해서 이다. 몇몇 어머니들은 유두가 헐거나 따끔거려서 수유를 중단하는 경우도 있다.

어머니가 영아의 모유수유를 중단하기로 마음먹으면, 모유 대신 인공수유로 대체해 줄 수 있다. 아이의 수유를 중단하고자 할때는 수유 중 한번을 컵으로 먹인다.

고형식으로의 전환

아이가 4~6개월이 되기 전에 고형식을 주는 것은 영양학적으로 불필요하다. 이유식을 늦추면 몇 가지 장점이 있는데, 알레르기 발생을 줄이고 내밀기반사가 사라져서 먹이는 것이 덜 어려워지며, 위장기관이 복합 음식물을 소화할 수 있도록 발달하며, 목을 가눌 수 있는 능력이 더 발달한다. 영아는 잡기능력을 통해 손으로 집어 먹을 수 있는 음식을 먹음으로써 자가수유 능력을 발달시킬 수 있다. 혀와 연하반사 등의 근육 조화의 발달은 반고형식을 먹을 수 있게 한다. 고형 물질은 서서히 먹여주는데, 처음에는 약간의 우유와 함께 씨리얼, 다음에는 과일, 야채, 달걀, 감자 그리고 고기 순으로 한다. 고형식을 먼저 먹인 후 우유를 준다.

4~7일마다 새로운 음식으로 바꾸고 소량씩 주는 것이 좋다. 아이에게 주어야 할 평균 음식량은 한 번에 1~2작은술 정도이다. 작은 숟가락을 사용하고 반드시 음식을 혀 뒤 쪽에 놓아두어야 한다. 이유식의 양이 늘어날 수록 지나친 과식을 줄이기 위해서 우유의 양은 줄여야 한다.

젖꼭지에 큰 구멍이 있는 병으로 음식물을 섞어 영아에게 먹이지 않는다. 이는 흡인을 유발시킬 수 있으며, 식습관 형성에 부정적 영향을 끼칠 수 있다.

점차적으로 다양한 음식을 새로 추가해서 먹여준다. 아기의 식욕에 관심을 가지고 너무 많이 먹이거나 너무 적게 먹이지 않도록 한다. 씨리얼(쌀, 보리, 오트밀, 고단백질)의 경우 철분이 강화되어야 한다(3작은술에 7mg의 철분이 함유). 과일 쥬스는 오렌지 쥬스와 같이 비타민 C를 함유한 것을 먹인다. 양육자는 하루에 한 번은 우유 대신 쥬스를 먹여도 된다. 설사를 일으키거나 위에 가스를 생성하는 사과, 배, 서양 자두, 체리, 복숭아, 포도 쥬스는 피한다. 쥬스를 데우면 비타민 C 성분을 파괴할 수 있으므로 데우지 않도록 한다.

영양 정보

모유만을 먹이는 것은 첫 6개월까지만 한다. 처음 6개월 동안, 비타민 K의 영양섭취 기준은 하루에 2.0mcg이며, 철분의 영양섭취 기준은 하루에 0.27mg, 불소의 영양섭취 기준은 하루에 0.01mg이다. 생후 7개월에서 12개월 동안 비타민 K의 영양섭취 기준은 하루에 2.5mcg이며, 철분의 영양섭취 기준은 하루에 11mg, 불소의 영양섭취 기준은 하루에 0.5mg이다.

저지방 우유는 영아나 2세 이하 아동에게는 적절하지 않으며, 고섬유소 함유식품은 주의해야 한다. 영아는 적당량의 설탕 섭취가 필요하다. 체내 수분 조절을 위해 적당량의 나트륨 섭취도 필요하다.

음식은 철분, 아연, 칼슘의 농도가 적절한 것으로 선택한다. 철분의 농도가 낮은 영아는 빈혈증, 비정상적 인지 및 사회적 발달, 균형과 협응, 운동 기능의 지체 등의 위험이 있다. 감소된 아연 농도는 면역 기능과 성장의 감소로 이어질 수 있으며, 칼슘의 감소는 정상적인 뼈 발달을 방해한다.

영아기는 높은 에너지를 요하는 빠른 성장의 시기이다(**표 4-1**). 영아는 단백질과 적당량의 지방 및 몇가지 탄수화물을 소화, 흡수하는 능력이 있다. 그러나 전분 소화에는

 표 4-1　영아 매개 변수와 요구

신체적변수

• 키	1세가 될 때까지 출생 후 키는 두 배가 된다. 처음 6개월 동안은 한 달에 2.5cm, 그리고 그 다음 6개월 동안 대략 1.25cm 정도 자란다.
• 체중	1세가 될 때까지, 영아의 몸무게는 세 배가 되며(평균 9.75kg), 처음 5개월 동안 한 달에 680g 씩 자라고, 다음 반 년 동안은 증가율이 떨어진다.

에너지요구량

• 생후 4개월	기초 신진대사에 소모되는 영아의 에너지 50~60% 활동에 소모되는 영아의 에너지 10~15% 성장에 소모되는 영아의 에너지 25~40%
• 처음 6개월	1kg당 650kcal
• 다음 6개월	1kg당 850kcal

무리가 있는데, 이는 전분을 분해하는 효소 아밀라아제가 적게 분비되기 때문이다. 영아는 신장기능 조절을 위해, 성인에 비해 체표면적 당 필요한 수분의 양이 많다. 첫 치아는 생후 4개월 즈음에 나므로 처음 주는 음식은 유동식이거나 반유동식이어야 한다. 영아는 영양분 저장 장소가 한정되어 있고, 추가로 비타민 보충이 필요하다.

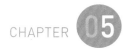

유아기(12~36개월)의 영양

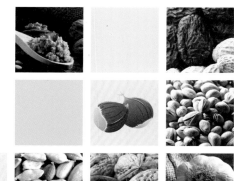

유아기 동안 아이의 성장은 체중 증가의 측면에서는 느리게 보일지 모르지만, 신체 구성에 있어서는 중대한 변화를 맞이하게 된다. 근육양의 발달이 총 체중 증가량의 절반 정도를 차지하고 있다. 유아 초기에는 6~8개의 치아가 나며, 골격계의 성장은 둔화되지만, 골격계 내부의 무기질 침착은 증가한다.

영양 정보

1~3세 사이의 아이들에게 필요한 하루 단백질 양은 13g이다. 칼로리 요구량은 1세의 아이에게는 대략 체중 1kg 당 102kcal 정도이지만, 2~3세의 활동적인 유아기 아이들의 칼로리 요구량은 1400kcal/일(day)까지 증가한다. 이 연령대의 유아들에게 필요한 하루 수분량은 1.3L 정도이다. 유아기 동안에 필요한 대부분의 비타민과 무기질 요구량은 약간 증가한다.

유아기 아동을 위한 권장 영양섭취 가이드라인

- 2~3세의 아이들에게는 총 섭취 칼로리의 30~35% 정도를 지방으로 섭취하도록 하며, 지방은 생선, 견과류 그리고 채소나 기름에 포함된 다불포화지방산과 단일불포화지방산을 섭취하도록 한다. 항상 연령대에 적합한 음식을 제공해야 한다.
- 1~3세의 아이들에게 권장되는 칼륨(K) 섭취량은 하루 3000mg이며, 음식을 통해 공급한다.

- 2~8세 사이의 아이들은 하루 두 컵의 무(無)지방 또는 저지방 우유나 이에 상응하는 유제품을 섭취하도록 해야 한다.

유아기 영양에 영향을 미치는 행위

거부증(negativism)은 유아기의 행위 목록 중 가장 상위에 있는 것이다. 강직, 분노발작, 자기중심주의 그리고 감소된 주의력 기간 등은 유아들에게 있어 일반적인 현상이다. 유아들은 사회성이 부족하고 낯가림과 분리 불안을 갖고 있다. 그러므로 식당에서 외식한다는 것은 그리 좋은 생각이 아니다. 생리적 식욕부진이 나타날 수도 있으며, 대변과 소변을 가리는 훈련은 이 시기에 하나의 스트레스 요인으로 작용하여 유아들의 음식에 대한 관심을 떨어뜨릴 수도 있다.

유아들은 대개 '과도한 음식 집착(food jag)'을 보이는데, 이는 다른 종류의 음식을 거부하고 어떤 특정 종류의 음식만을 반복해서 선호하는 것이다. 계속해서 먹는 것으로 다른 종류의 음식을 거부하게 되는데, 음식준비나 식사도구들과 관련한 일정한 의식적인 절차를 고수할 필요가 있다. 일정한 규칙은 매우 중요하다.

유아기 영양을 향상시키는 방법

- 아이들에게 먹는 것을 강요하지 않으며, 아이에게 음식 먹을 시간을 충분히 준다.
- 유아는 맛에 대한 강한 선호도를 가질 수 있기 때문에 자극이 덜한 음식이 가장 좋다.
- 다양한 종류의 음식을 다양한 방법으로 만들어 주되, 아이가 선호하는 음식도 인정해야 한다.
- 아이에게 좋은 식습관을 갖도록 해야 한다. 예를 들면, 아이가 스스로 식기 도구를 선택할 수 있도록 하는 것이 그런 것이다. 이미 언급했듯이 이런 식사와 관련한 의식이나 절차는 매우 중요하다.
- 음식은 먹음직스럽게 만들어 주고, 음식을 손으로 만지게 해서는 안된다. 쉽게 먹을 수 있도록 적은 양을 준다(성인 분량의 1/3 또는 1/4 정도). 새로운 음식은 천천히 한 번에 하나씩 시도한다. 아이들의 새로운 음식에 대한 시도에 지속성과 긍정적 강화를 준다. 음식이름은 치킨 '조각(strip)'이라는 말대신에 치킨 '손가락(finger)'이라고 하는 것처럼 아이가 흥미를 가질수 있는 이름으로 부르는 것이 좋다.
- 영양가 있는 간식은 필수적이다. 특히 밥을 잘 먹지 않는 아이들에게는 더욱 그러하다.
- 손가락으로 집어 먹는 음식(finger food)은 매우 현명한 선택이다.

- 우유는 식사가 끝날 때쯤 주어야 한다. 하루에 2~3컵 정도의 우유를 고형식이(이유식) 할 때에 맞추어 주는 것이 좋다. 2세가 넘으면 기름기 없는 고기와 지방을 줄인 식품을 먹일 수 있다.

- 아이가 지치거나 스트레스 상황 아래 있을때는 새로운 식사행위를 시도하지 않는다. 식사는 가능한 스트레스가 없는 상황에서 행해져야 하며, 음식과 관련한 분노발작은 금해야 한다.

- 적절한 선택의 조건이 된다면, 아이에게 스스로 선택할 수 있는 기회를 준다.

- 칭찬에 대한 보상으로 단 음식들을 주어서는 안된다.

- 편식은 음식에 대한 직접적인 노출의 결과이다. 심지어 선의를 가진 조부모들과 숙모와 삼촌을 포함한 모든 양육자들도 일관성을 유지해야 한다. 또한, 식사시간에 적합하지 않은 행위를 흉내내지는 않는지 잘 관찰해 보도록 한다.

확인사항

- 아이가 평상시 먹는 음식은 무엇입니까?
- 아이가 지키는 식사 의식이나 습관 등이 있습니까?
- 아이가 거부하는 특정 종류의 음식이 있습니까?
- 아침, 점심, 저녁으로 평상 시 먹는 음식은 무엇입니까?
- 아이는 네 가지 기본 영양소의 음식들을 어떤 종류의 식품으로부터 섭취합니까?
- 식사시간에 아이가 사용하는 식사도구는 무엇입니까?
- 식사시간에 집안의 분위기는 어떻습니까?
- 어떤 방식으로 아이에게 새로운 음식을 시도합니까?
- 아이가 바람직한 식사행동을 할 때, 어떤 방법으로 긍정적 강화를 줍니까?
- 아이가 어떤 음식에 대해 특별하게 반응하는 것을 본 적이 있습니까?
- 만약 그렇다면, 이를 묘사해 보시오.
- 먹는 즐거움을 알 수 있도록 격려해 준다. 식사시간은 가능한 짧게 끝내도록 하고, 다른 활동들과는 구별되도록 하는 것이 좋다. 식사 15분 전에는 아이들을 불러 모아서 노는 것을 중단하도록 한다.

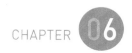

학령전기(3~5세)의 영양

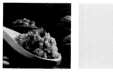

학령전기 아동의 영양에 영향을 미치는 행위

- 학령전기 아동은 스스로 먹는 기술을 발전시켜야 하는 도전에 직면하게 된다. 식사 시간은 가족구성원 사이에서 사회성을 발달시킬 수 있는 기회를 제공한다. 긍정적인 식사 태도와 행동을 보여주는 것은 양육 제공자 및 어른들 그리고 다른 아동에게 있어서 매우 중요한 일이다. 아이들은 대부분 그 행동을 모방한다.

- 아이들이 좋아하지 않는 음식을 강요하지 않도록 한다.

- 학령전기 아동의 식습관은 유아기 때와 비슷하다. 강렬한 맛의 추구뿐만 아니라 음식에 대한 변덕스러움도 이 시기에 지속될 수 있다. 모든 학령전기의 아동은 식사시간에 영향을 미칠 수 있는 식사와 관련된 의식이 있게 마련이다.

- 아동은 식사 시간 내내 앉아 있는 것이 어렵다는 것을 알게 된다. 4세 아동은 반항 행동을 보이기도 하고, 까다로운 식성의 경향을 가지고 있을 수도 있다. 특히, 5세 아동은 새로운 음식이나 손가락 음식에 대해 좀 더 호전적이다.

학령전기 아동의 영양을 향상시키는 방법

- 음식의 양보다 질이 훨씬 더 중요하다. 충분한 섭취가 관건이라면, 양육 제공자는 아동이 섭취한 음식을 매주 기록해 보는 것이 필요하다. 기록을 참고하여 섭취량을 계산한다. 음식은 작은 접시에 적은 양을 담아 주고, 작은 컵을 사용하는 것이 좋다. 아동이 스스로 음식 섭취를 조절할 수 있는 기회를 제공해 주도록 한다.

- 손가락 음식(finger food)이 이상적이다. 예를 들면, 접시에 남은 야채나 생과일을 학령전기 아동이 스스로 먹도록 하는 것은 독립적인 기술을 발달시키는 데 필수적이다.
- 음식은 적절히 준비되고 공급되어야 할 필요가 있다. 고기는 씹기에 부드러워야 하고, 채소는 신선하고 아삭아삭해야 한다. 식사는 스튜나 캐서롤처럼 혼합하지 않고, 한가지 음식을 적은 양으로 제공한다. 또한, 향신료가 많이 들어간 음식은 피하도록 하고, 다양한 종류의 음식과 음식 선택의 균형을 유지해야 한다.

영양요소 정보

- 학령전기 아동의 영양요구량은 유아기와 비슷하다. 단위 체중 당 열량요구량은 계속 감소하여, 활동적인 아동의 경우 대략 1800kcal/일(day)가 상한선이 된다.
- 활동수준과 기후에 따른 총 수분 요구량은 1.7L/일(day)이며 단백질 요구량은 4~8세 아동은 19g/일(day)이다. 양육 제공자는 아동에게 칼슘, 지방, 비타민 A, 비타민 C를 적절하게 공급해야 한다(과일과 채소 등).

확인사항

- 아이는 어떤 종류의 음식을 더 좋아합니까?
- 아이가 식사하는데 집중할 수 있는 평균 시간은 얼마나 됩니까?
- 아이는 새로운 상황에 어떻게 대처합니까?
- 어떤 방식으로 새로운 음식을 소개합니까?
- 식사 시 몇 명이나 함께 식사를 합니까(아침, 점심, 저녁, 간식)?
- 아이에게 어떤 종류의 간식을 제공합니까?
- 아이는 어떤 종류의 간식을 더 좋아합니까?

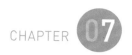

학령기 아동(6~12세)의 영양

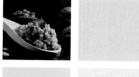

학령기 동안 아동의 신체 성장 속도는 느리다. 따라서 학령기 아동은 학령전기 아동만큼 배고파하지 않는다. 학교 계획표에 일반적으로 아침과 점심의 식단이 정해져 있기 때문에 아동의 식생활 양상이 유연하지는 않은 편이다. 학교 점심시간은 개개인의 배고픔보다는 대다수의 학생들이 배고파하는 시간대로 정해지게 마련이며, 학교에서의 간식시간은 6학년까지 허용된다. 그러므로 방과 후 저녁 식사 전에 간식을 먹는 것이 보편적이다.

아동은 학교 식당에서 뿐만 아니라, 방과 후 프로그램 또는 부모가 직장에 나간 경우에 무엇을 먹을지에 대해 독립적으로 결정하게 된다. 체중증가는 사춘기 준비를 위해 보편적이며, 사춘기는 여아에서 빠르게 나타나는데 보통 9세 경에 시작되고, 남아에서는 몇년 후에 시작된다.

학령기 아동의 영양에 영향을 미치는 행위

아동은 다른 식생활 양상에 노출되므로 음식선택에 있어서 또래 집단의 영향은 결정적이다. 아동은 서로 비슷하기를 원한다. 친구가 점심을 사 먹으면, 자기도 같이 하기를 원할 것이다. 만약 친구들이 학교에 점심을 준비해 온다면, 아동은 다른 친구들이 하는 것처럼 점심을 준비하므로써 따돌림을 당하지 않으려 한다. 그러나 양육제공자는 일부 기준을 세워야 한다. 예를 들면, 도시락에 쥬스는 포함될 수 있으나, 소다수나 막대사탕 같은 것은 허용하지 않는것 등이다.

지침 중, 특히 간식에 대한 지침은 아이와 함께 세워야 한다. 또한 느린 성장과 체중 증가가 일반적이므로 운동이 격려되어야 한다.

과식과 비만을 간과하지 않는다. 증가된 체중은 성인기까지 유지될 수 있으며, 고혈압, 당뇨, 심장병과 같이 장기적으로 성인의 건강 문제를 유발하는 원인이 될 수도 있다. 저지방식이가 권장되지는 않지만 지방 섭취는 일일 열량섭취의 25~35% 이내어야 한다.

학령기 아동의 영양을 향상시키는 방법

아침식사는 가장 중요한 식사이다. 연구 결과, 에너지가 충분한 아동들이 학교에서 더 잘 생활하는 것으로 나타났다. 아침 식사가 전통적일 필요는 없다. 식사가 균형 잡힌 것이고 아이들이 좋아하는 것이라면 피자와 샌드위치를 포함한 어떤 음식이라도 "아침식사"로 고려되어 질 수 있다.

적절한 간식이 학교와 집에서 제공되어야 하며, 다양하고 신선한 과일과 야채가 간식으로 권장되어야 한다. 폭식은 하지 않도록 한다. 학령기 아동을 시장에 데리고 가서 자신이 즐겨하는 영양가 있는 식품을 선택하게 하고, 선택시 의견을 반영하는 것도 도움이 된다. 문제가 있다면 치아 위생 관리와 불소 치료를 반드시 받아야 한다.

영양정보

학령기 아동의 에너지를 위해 필요한 열량요구량은 활동적이지 않은 여아의 경우, 1600 Kcal/일(day)에서 활동적인 여아의 경우는 2200Kcal/일(day)까지이다. 학령기 남아는 활동적이지 않은 경우, 1800kcal/일(day)에서 활동적인 경우는 2600kcal/일(day) 정도를 필요로 한다.

성적 성숙도에 따라 다르지만, 단백질 요구량은 남아와 여아 모두에서 34g/일(day)이다. 성적으로 성숙한 아이일수록 무지방체중이 더 많이 나타난다. 이들은 성장을 위해 더 많은 단백질 섭취와 유지가 요구되는데, 특히 남아들에게 더 요구된다.

무기질과 칼슘의 요구량 역시 증가한다. 학령기 아동은 1300mg/일(day)의 칼슘 섭취가 권장된다. 또한 철분과 아연도 지속적인 성장을 위해 중요하다.

핵심 권고 사항: 식이요법 지침 시

- 식이 섭취 자료와 공중 보건 문제들에 관한 연구결과들은 아동에서 칼슘, 칼륨(K), 포타슘, 섬유소, 마그네슘 그리고 비타민 E 등의 섭취수준이 충분하지 못하다는 것을 제시하고 있다.

- 아동들이 섭취하는 곡물 중 최소 절반 이상은 통밀이어야 한다.

- 2~8세의 아동들은 하루에 2컵 이상의 저지방 우유나 무지방 우유 또는 이에 해당하는 유제품을 먹도록 해야 한다.

- 4~18세 사이의 아동과 청소년들을 위한 총 지방 섭취는 열량의 25~35%를 유지해야 하며, 견과류, 생선 그리고 식물성 기름과 같은 다불포화지방산이나 단일불포화지방산의 형태로 섭취하는 것이 좋다.

- 아동과 청소년들의 탄수화물 섭취를 감시할 필요가 있는데, 이는 당분의 섭취 증가가 섭취 열량을 증가시키고 섬유소의 섭취를 감소시키며 치아 우식증의 발생요인이 될 수 있기 때문이다. 단 음료나 시리얼과 같은 음식들이 아동과 청소년들의 입맛에 더 맞겠지만 일반적으로 음식의 질과 관련해서 볼때는 부정적이다.

확인사항

- 아침, 점심, 저녁 식사를 먹습니까? 누구와 먹습니까? 어디서 먹습니까?

- 일상적으로 먹는 메뉴는 무엇입니까?

- 우유를 마십니까?

- 장보는 일을 도와줍니까?

- 다이어트를 하고 있습니까? 어떻게 합니까?

- 운동을 합니까? 어떤 종류의 운동을 합니까?

- 간식을 먹습니까? 어떤 종류의 간식을 먹습니까?

- 고기, 가금류 그리고 생선을 먹습니까?

- 배가 고플 때 식사를 합니까? 아니면 다른 사람이 먹기 때문에 식사를 합니까?

- 학교에서 점심으로 나온 음식을 버립니까?

- 현재의 체중에 만족합니까?

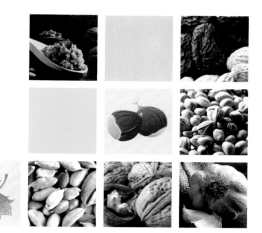

CHAPTER 08

청소년기(12~18세)의 영양

청소년기는 신체적으로 급격한 성장이 이루어지는 시기이다. 스트레스가 많은 청소년 시기동안 성인은 청소년에게 신체적·정서적 지지를 제공해야 한다. 신체적·정서적 지지에는 식이양상을 위한 지도와 음식의 제공이 포함된다. 식이 장애와 물질 중독 등은 일부 청소년들에게는 스트레스와 불안을 감소시키는 하나의 방법이 되기도 한다.

특히 청소년기의 식습관에서 패스트푸드의 소비는 가장 큰 식이 문제로 여겨지며 패스트푸드를 과잉 섭취하게 될 경우, 비타민 A나 C는 부족해지고 식이지방과 열량의 과잉소비가 일어날 수 있으므로, 이에 대한 지도가 필요하다.

청소년기의 영양에 영향을 미치는 행위

청소년기는 바쁜 일정과 스트레스가 많은 시기이다. 식사, 특히 아침식사는 종종 거르게 된다. 또래와의 관계가 활동 정도에 영향을 미친다. 탄산음료, 카페인, 알코올, 담배 그리고 각성제 등의 사용이 증가한다.

10대는 식사를 계획하는 일에 어느 정도 책임을 져야 한다. 건강에 좋은 식품을 선택하도록 격려되어야 하는데, 특히 칼슘, 철, 엽산, 리보플라빈, 비타민 B_6, A 그리고 C의 섭취뿐만 아니라 중등도의 운동과 단체운동이 권장된다. 신선한 과일, 야채, 견과류, 팝콘, 땅콩 버터 등과 같은 영양가 있는 간식들이 준비되어야 한다. 특히 급성장기 동안에는 식품 보조제, 다이어트, 알코올, 약물, 카페인(커피, 차와 탄산음료에 들어 있는), 니코틴, 다이어트 제재, 스테로이드제의 사용을 금하도록 한다.

영양정보

청소년의 남녀간 생리적 차이로 인하여 9세 이상의 영양요구량은 성별에 따라 다르다. 여자 청소년의 경우 매일 2,200Kcal의 열량과 45g의 단백질이 필요하며, 남자 청소년은 2,500~2,900Kcal의 열량과 45~59g의 단백질이 요구된다.

18세까지의 총 지방섭취는 열량의 25~35%가 권장하며, 대부분 여아의 경우에는 견과류, 생선 그리고 식물성 기름을 통해 섭취하도록 한다. 칼슘은 여아, 남아 모두 하루 1300mg이 필요하다.

철분, 칼슘, 아연, 단백질의 섭취는 두 배가 되어야 한다. 그러나 10대는 일반적으로 지나친 열량, 설탕, 지방, 콜레스테롤 그리고 염분 등을 섭취하지만 엽산, 비타민 B_6와 비타민 A는 충분히 섭취하지 못한다.

철분은 여아에게는 11mg/일(day), 남아에게는 15mg/일(day)이 필요하다. 임신한 10대의 경우, 위에서 언급한 영양요구량 외에 산전요구량을 추가해야 한다. 그리고 지나친 당분 섭취와 비위생적인 상태는 치아 우식증을 야기할 수 있다. 비타민 A, B 그리고 C의 섭취를 증가시켜야 한다. 호르몬 수치의 증가 그리고 적절치 못한 식습관은 여드름을 유발하게 된다. 칼슘, 포타슘, 섬유소, 마그네슘 그리고 비타민 E의 섭취량은 일반적으로 지나치게 낮은 편이다. 섭취하는 곡물의 최소한 절반 이상은 통곡류이어야 한다. 포타슘의 권장섭취량은 4700mg/일(day)이고 음식으로부터 섭취하는 것이 좋다.

청소년을 위한 식이지침

- 칼슘, 포타슘, 섬유소, 마그네슘, 비타민 A(carotenoid), C, E의 충분한 섭취를 유지한다.
- 몸에서 필요한 에너지 요구에 따라, 충분한 양의 과일과 채소를 섭취한다. 2000kcal를 섭취하는 경우 매일 두 컵 분량의 과일과 2.5컵의 채소를 섭취하고, 그 이상이나 이하는 칼로리 소비 수준에 따라 섭취량을 조절한다.
- 매일 다양한 종류의 과일과 채소를 선택한다. 특별히 일주일에 여러 번 5가지 군의 다양한 채소(짙은 녹색, 오렌지, 콩류, 전분 식물과 그 외 다른 채소)들을 선택한다.
- 하루에 3oz 이상의 통곡류를 섭취하거나, 영양이 풍부한 곡물 식품을 소비한다. 일반적으로 소비하는 곡물들 중 최소 절반 이상은 통곡류이어야 한다.
- 하루 3컵의 저지방이나 무지방 우유를 마시거나, 이에 해당하는 분량의 유제품을 섭취한다.

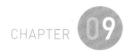

임신부와 수유부의 영양

임신부의 영양

성공적인 임신의 결과는 생존 가능한 체중을 지닌 신생아를 출산하거나 모체와 신생아의 장기적인 건강을 결정하는 중요한 시기이다. 임신기간 동안의 산모의 정서적 상태와 양질의 영양공급은 모체의 신진대사에 기여하며, 다양한 변화에 잘 적응하여 성공적인 임신결과를 기대할 수 있는 계기가 된다.

임신부의 특성에 따른 영양

임신의 결과에 영향을 주는데는 여러 가지 요소가 있을 수 있다. 그 중 가장 중요한 것은 산전관리를 통한 상담이고 이는 좋은 출산의 결과로 나타날 것이다. 산전관리의 상담계획은 사회·경제 및 교육적 측면을 포함해야 하며 나이, 임신경력, 임신 전의 체중, 문화, 종교, 경제 및 교육수준, 직업, 흡연 및 음주 여부와 식사 방법 등이 임신의 결과에 영향을 주는 요소이다.

임신부의 연령에서 특히 청소년의 임신(11~15세)은 영양 결핍 발생 가능성이 매우 높아 이에 대한 관리가 필요하다. 청소년들은 자신의 성장을 위한 영양 요구량과 동시에 임신으로 인한 태아 영양요구량을 충족시켜야 하기 때문에 임신기간 동안 특별한 영양관리가 필요하다. 또한, 패스트푸드와 만성적인 다이어트는 현재의 임신 뿐 아니라 향후 불임의 가능성이 될 수 있으므로 십대 산모들의 영양상태와 임신 후의 합병증을 일으킬 수 있는 영양불균형의 위험을 감소시키는 것이 중요하다. 40세 이상의 여성은 고혈압 및 당뇨 등의 확률이 높기 때문에 저체중아 출산, 미숙아 및 자연유산의 위험이 높으며, 특히 당뇨가 있는 여성은 과체중아를 출산할 가능성이 높다.

임신경력은 여성이 임신을 경험한 횟수를 의미하며, 임신경력 이외에 임신의 간격을 아는 것이 중요하다. 단기간에 여러 번 임신을 경험한 여성은 저체중아 출산, 미숙아 및 자연 유산의 확률이 높다.

여성의 임신 전 BMI(body mass index)는 체중관리의 계획을 위해 기초로 사용된다. 비만여성(BMI>30kg/m²)은 7kg 이하로 체중증가를 제한해야 하며, 저체중여성은 (BMI<19.8kg/m²) 18kg까지 증가할 수 있다. 정상체중의 여성은 3~4개월 간은 매월 1.4~2.3kg, 그 후로는 매 주 0.5~0.9kg의 체중증가가 이상적이다.

문화적, 종교적 신념은 여성의 삶의 방식에 영향을 준다. 임신부의 문화적·종교적 가치와 신념 체계는 먹는 음식, 일어나고 깨는 방식, 자가 관리, 사회적 지지 구조 등과 같이 삶의 모든 면에 영향을 끼친다.

또한, 여성의 경제적 여건은 일상생활 뿐 아니라 임신시의 영양공급과도 상관이 있으므로 경제적으로 열악한 임신부에 대한 지원이 필요하며 교육수준은 여성의 직업, 재정, 상황, 지식과 이해력에 영향을 줄 뿐 아니라 자신을 관리하는 방법과 삶의 방식을 결정하는 데에도 영향을 끼친다. 임신부의 직업은 작업환경을 통하여 임신부와 태아를 위험에 노출시킬 수 있으므로 이에 대한 관리가 필요하며 일부 여성에 있어서는 직업이 불임에 영향을 주기도 한다.

임신기간 동안 영양에 영향을 미치는 요인

많은 여성들은 특히 첫 3~4개월의 임신기간 동안 매스꺼움과 구토를 경험한다. 매스꺼움은 임신으로 인한 호르몬 변화와 관련된 위장계의 변화에 의해 발생되어지는 하나의 예상 가능한 변화이다. 이 증상은 3~4시간마다 소량의 식사를 함으로써 감소될 수 있다. 특히 아침에 일어나서 매스꺼움을 느끼는 여성은 마른 토스트나 크래커를 먹음으로써 매스꺼움을 감소시킬 수 있다. 또한 식사와 음료를 같이 먹지 않음으로써 감소시킬 수 있다.

임신 말기에 매스꺼움이 다시 시작되는 것을 느낄 수 있는데, 이러한 증상은 위 연동운동의 감소로 인하여 발생되는 경우가 많다. 역시 소량의 음식을 자주 섭취하는 것이 도움이 될 수 있다.

임신시에는 다양한 음식을 섭취하고, 적절한 수준의 운동량 유지를 통하여 변비를 예방할 수도 있으며 음식 거부, 속쓰림, 체중증가, 치질, 유당 과민증 및 채식주의는 임산부 및 태아에게 모두 좋지 않은 영향을 끼치므로 관리가 필요하다.

임신 기간 동안에는 다양한 식품군의 식이, 충분한 열량섭취, 균형잡힌 식사를 필요로 한다. 부적절한 체중증가는 태아의 질병, 장애 그리고 심하게는 사망의 위험을 증가시킨다. 어떤 여성은 이미증(pica)을 경험 할 수 있다. 이미증은 영양분이 없는 음식만을 섭취하는 것을 말한다. 이미증은 산모가 영양분이 없는 음식을 섭취하기 때문에 산모와 태아의 영양 불균형을 유발하며 체중감소, 저체중아 출산, 자궁 내 성장지연 등의 원인이 된다.

카페인은 철분의 흡수량을 감소시켜 산모와 아이에게 직접적인 영향을 끼친다. 임신 기간동안 카페인의 섭취는 태반의 혈액공급을 줄여, 초기 3~4개월동안 자연 유산의 위험을 높인다. 또한 카페인의 섭취는 신생아에게 카페인 금단증상을 유발시킬 수 있으므로 하루에 커피 2~3잔을 마시는 여성은 약 300mg/일(day)의 카페인을 섭취하는 것으로 조절해야 한다.

4가지 비영양 감미료(사카린, 아스파탐, 아세설팜, 수크랄로스)는 임신 기간 동안 섭취해도 안전하다는 FDA 검증이 있었지만 절제가 요구된다.

임신기간 동안 다양한 요인들이 영양섭취에 대한 변화를 야기함에도 불구하고 임신부는 자신과 태아를 위한 양질의 영양을 식품을 통하여 규칙적으로 섭취해야만 한다(표 9-1).

임신에 나쁜 영향을 주는 일반적인 행동

- 알코올 섭취
- (마)약 복용
- 카페인 음료 섭취
- 흡연
- 섭식 장애
- 과도한 운동
- 영양분이 없는 음식의 지속적인 섭취(pica)
- 다이어트
- 채식주의 식생활
- 경구 피임약 사용

표 9-1 임신과 수유대상자를 위한 1일 식사지침

식품군	1일 분량			1회 분량
빵, 시리얼 밥과 밀가루 요리	빵 1조각 또는 머핀 3~4개의 작은 또는 큰 크래커 1/2컵의 조리된 시리얼, 　밀가루 요리 또는 　밥 30g의 시리얼	6~11	6~11	6~11
채소	1/2컵의 조리되거나 또는 　생야채 1컵의 잎이 있는 채소	3~5	3~5 (적어도 2번의 짙은 푸른잎 채소 또는 황색 채소를 포함시킨다)	3~5 (임신시와 같음)
과일(최소한 　1번의 감귤류 　과일 또는 　주스를 포함)	3/4컵의 주스, 중간 크기의 사과, 　바나나 또는 다른 과일 1개 1/2컵의 신선한 과일 또는 　조리되거나 통조림 된 과일	2~4	2~4	2~4
우유, 요구르트와 　치즈	1컵의 우유, 1컵의 버터 우유 230g의 요구르트 42g의 천연 치즈 56g의 가공 치즈	2~3	4	4
고기, 가금류, 　생선, 말린콩, 　달걀, 견과류	140~200g의 기름기 없는 고기, 　가금류, 생선, 매일 다른 　단백질 급원 식품 달걀 1개=30g 1/2컵의 조리된 콩 땅콩버터 2큰술	2~3 (140~200g)	2~3 (170~200g)	2~3 (140~200g)
지방 기름 당류	버터 또는 마가린 1큰술 마요네즈 또는 　샐러드 드레싱 1큰술 신맛의 크림 2큰술 젤리 또는 잼 1큰술 340g의 부드러운 음료 30g의 초콜릿 42g의 셔벗, 젤라틴	자주 사용치 않는다.	지방과 탄수화물을 　제한한다. 알코올을 피한다.	

임신부의 영양을 향상시키는 방법

- 엽산 섭취의 증가
- 영양에 관련된 교육 참여
- 유연성 증가
- 산전상담 참여
- 정기적인 산전간호 참여

확인사항

- 지난 24시간 동안 무엇을 먹었습니까?
- 일반적 체중 패턴은 어떻습니까?
- 일반적 식품 섭취 패턴은 어떻습니까?
- 어떤 종류의 비타민 및 미네랄 보충제를 섭취합니까?
- 음식에 대한 알레르기나 거부 반응이 있습니까?
- 기존의 가지고 있던 병이 있습니까(빈혈, 당뇨병, 고혈압, 심장병, 신장병)?
- 섭식장애가 있습니까(식욕 감퇴, 과식증, 대식증)?
- 음식 섭취에 영향을 주는 문화가 무엇입니까?
- 임신시 음식의 섭취가 얼마나 중요하다고 생각합니까?
- 산전관리의 주기는 어느 정도입니까?
- 영양섭취 상태는 어느 정도입니까?
- 체중의 증가 또는 감소를 경험했습니까?
- 카페인은 어느 정도 섭취합니까?
- 얼굴, 손 및 발의 붓기, 두통 또는 눈 속의 반점 등을 경험했습니까?
- 혈압의 변화가 있습니까?
- 문화 및 종교가 음식 섭취에 어떠한 영향을 끼칩니까?
- 비영양 감미료는 어느 정도입니까?

영양정보

임신 후 4개월부터는 일일 300Kcal까지 섭취를 증가해야 한다. 평균 체중증가량은 11~14kg(25~30lb)이며, 이상적인 체중증가는 여성의 신장에 따른 체중(BMI)에 의한다. 임신기간은 다이어트 기간이 아니며, 지나친 체중감소는 임신성 케톤증을 유발하고, 저체중 산모는 저체중아를 출산할 확률이 높다. 임신 4~7개월 중의 체중증가는 혈액의 증가, 가슴 확대, 자궁, 조직 및 체액의 증가 등을 의미한다. 비만인 여성은 고혈압 및 고지혈증의 위험이 높을 뿐 아니라, 당뇨병에 걸릴 확률도 높다. 따라서 비만인 여성의 임신 중 영양섭취와 체중관리는 중요하다.

탄수화물

매일 175g의 탄수화물 섭취가 이상적이다. 탄수화물은 신체에 섬유질 및 에너지를 제공하며, 섭취가 충분하지 못하면 신체는 단백질을 분해하여 에너지원으로 사용하므로 조직의 성장을 저해한다. 지속적인 탄수화물 섭취의 부족으로 인하여 단백질이 분해되면 케톤증을 야기시킬 수 있다. 케톤증은 당뇨병, 알칼리 보유의 감소, 지방 혈증 등에 의해 일어난다. 가임기 여성은 유제품, 과일, 야채, 통곡물 시리얼 및 식빵 등 탄수화물의 지속적인 섭취를 통하여 건강한 식생활을 유지해야 한다.

단백질

임신기에는 매일 71g의 단백질 섭취가 이상적이다. 단백질은 태아의 성장, 혈액 증가 및 조직을 증가시키는 아미노산을 제공하고 에너지 신진 대사에 전반적으로 기여한다. 양질의 단백질과 필수 아미노산의 섭취는 태아의 성장에 필수요소이다. 단백질의 주요 공급원은 육류, 생선, 조류, 계란, 유제품(우유, 요구르트, 치즈, 등)이다. 만일, 임신한 여성이 락토오즈 소화 흡수에 문제가 있거나 유제품 알레르기 또는 채식주의자라면 두유, 두부 또는 콩 제품을 통하여 필요한 단백질을 섭취해야 한다.

지방

지방은 에너지의 중요한 공급원이다. 지방 흡수는 임신 기간 중 더 증가하기 때문에 혈청 지질, 리포단백질, 콜레스테롤의 증가가 나타나지만, 장을 통한 지방의 제거는 오히려 감소한다. 따라서, 임신 기간 중 콜레스테롤, 트랜스 지방산, 포화 지방산은 가능한 최소량을 섭취하여 적절한 영양상태를 유지해야 하며, 더불어 설탕의 섭취는 총 에너지량의 25%를 넘으면 안된다.

칼슘과 인

미네랄은 새로운 조직의 성장을 위해 필요하다. 칼슘과 인은 태아의 골격 및 치아의 무기질화, 에너지화, 세포 형성, 산-염기 완충작용에 필요하다. 칼슘은 임신기간 동안 더욱 효과적으로 흡수되고 사용된다. 태아의 치아는 임신 8주경에 생기기 시작하며 어금니는 임신말기에 완전히 석회화되고, 임신 마지막 2~3개월 동안에는 뼈의 석회화가 일어난다.

임부의 칼슘 섭취가 감소되면, 태아의 칼슘 요구량은 임부의 뼈로부터 공급받게 되므로 충분한 공급이 필요하다. 카페인은 칼슘이 소변으로 빠져 나가는 것을 증가시킨다. 그러므로 카페인을 많이 섭취하는 여성은 칼슘의 섭취도 증가시켜야 한다.

19세 이상 여성의 칼슘 영양섭취 기준은 1000mg/일(day)이고, 19세 미만 여성은 1300mg/일(day)이다. 칼슘의 공급원은 우유, 콩류, 견과류, 마른 과일, 진한 잎의 야채(케일, 양배추, 순무)가 있다. 칼슘 섭취가 부족한 여성, 성장기 여성, 임신한 여성(특히 10대)들은 스넥, 가공 육류, 콜라 등 인이 많이 함유된 음식은 삼가는 것이 좋다. 19세 이상 여성의 인 영양섭취 기준은 700mg/일(day)이고, 19세 미만의 여성은 1250mg/일(day)이다. 인의 공급원은 우유, 계란, 육류 등이 있다.

인의 과다섭취는 칼슘-인 비율의 불균형을 초래하여 칼슘 섭취의 저하 및 칼슘 방출의 과다를 야기할 수 있다.

마그네슘

임신한 여성은 적절한 양의 마그네슘을 섭취해야 한다. 마그네슘은 세포의 대사와 구조적 성장에 중요하므로 19세 이하 여성의 마그네슘 영양섭취 기준은 400 mg/일(day)이고, 19~30세의 여성은 350mg/일(day), 31~50세의 여성은 360mg/일(day)이다. 마그네슘의 주요 공급원은 우유, 통곡류, 사탕 무우잎, 견과류, 콩류와 차 등이 있다.

철분

임신한 여성의 철분 영양섭취 기준은 27mg/일(day)이다. 빈혈은 대부분 철분 저장량이 적고 비타민 B_6와 B_{12}, 엽산, 아스코르브 산, 구리, 아연의 부족한 섭취 때문에 일어난다. 철분 결핍성 빈혈은 산모의 혈중 산소운반 능력을 저하시켜 태아의 산소공급량을 감소시킨다.

철분의 흡수는 일반적으로 야채보다 육류에서 더 높다. 그리고 비타민 C는 철분 흡수력을 증가시킨다. 임신하지 않은 여성의 일반적인 적혈구용적율(Hct)은 38~47%이지만 임신한 여성의 적혈구용적율(Hct)이 34% 미만일 때 생리적 빈혈이 나타난다. 이는 임신 중 일부의 적혈구증가율이 혈당량증가율을 따라잡지 못하기 때문에 발생한다.

요오드

임신 중 요오드는 220mcg/일(day)이 필요하다. 무기 요오드는 임신 중 소변으로 배출된다. 음식이나 보충제 형태로 섭취되는 요오드가 충분하지 않으면 림프절이 팽창 될 수 있다. 임부의 요오드 결핍은 신생아의 두뇌 성장 저하, 크레틴 병 그리고 정신지체에 가장 대표적인 원인이 된다.

나트륨은 올바른 신진대사와 전해질 균형에 중요한 역할을 한다. 평균 1.5g/일(day)의 나트륨 섭취가 이상적이다. 임신성 고혈압 및 고혈압이 있는 여성은 섭취를 제한해야 한다. 적정 수준의 나트륨 양을 유지하려면 신선한 음식을 섭취하고 짜거나 가공된 식품은 피해야 한다.

칼륨

칼륨은 세포내액 유지에 도움을 주고 근육 수축, 신경물질전달에 중요한 역할을 한다. 칼륨은 또한 혈압 조절에 도움을 준다. 임신기간 중 칼륨의 영양섭취 기준은 4.7g/일(day)이다. 칼륨의 공급원은 감자, 시금치, 메론, 바나나, 신선한 육류, 우유, 커피 그리고 차 등이 있다.

아연

14~18세 임신 여성의 아연 영양섭취 기준은 12mg/일(day)이고, 19~50세 여성은 11mg/일(day)이다. 아연은 단백질 대사와 DNA, RNA 합성에 관여한다. 아연 결핍은 태아 성장에 영향을 미치며 기형을 야기할 수 있다. 아연의 공급원은 우유, 간, 갑각류 등이 있다.

비타민

비타민은 성장에 필요한 유기물이다. 비타민은 신체에서 충분한 양이 결합될 수 없고, 1장에 설명된 것처럼 용해성의 종류에 따라 분류된다.

비타민의 과다 복용, 특히 비타민 A, D, C와 B_6의 과다 복용은 태아에게 나쁜 영향을 줄 수 있으며 위험할 수 있다. 또한, 비타민 C의 과다 복용은 신체가 비타민 B_{12}를 사용하는 것을 방해 할 수 있다.

비타민 A

14~18세의 여성의 비타민 A의 영양섭취 기준은 750mcg/일(day)이고, 19세 이상의 여성은 770mcg/일(day)이다. 비타민 A의 혈액내 수준은 임신 초기에는 약간 감소하지만, 임신 말기에는 증가하고 진통시작 직전에 떨어진다.

비타민 A는

- 피부와 위장관계의 일부인 상피세포 성장에 관련이 있다.
- 탄수화물, 지방, 콜레스테롤의 대사에 기여한다.
- 글리코겐의 결합에 필요하다.
- 신경 섬유를 둘러 싸고 있는 조직의 일부이다.
- 태아의 성장시 안구 형성 및 성장에 중요하다.

비타민 A의 결핍은 드물지만 조기 출산, 태아의 지능 발달지연 그리고 저체중 신생아의 출산과 관련이 있다. 비타민 A의 과다는 눈, 귀, 및 골격의 기형, 구개파열, 신장 이상 또는 중추신경계의 이상을 일으킬 수 있다. 비타민 A의 주요 공급원은 짙은 녹색 및 노란색 야채, 과일, 간, 기름, 콩팥, 계란 노른자, 크림, 버터 및 강화 마가린 등이 있다.

비타민 D

비타민 D의 영양섭취 기준은 5mcg/일(day)이다. 비타민 D는 골격 성장시 칼슘과 인의 흡수 및 활용에 도움을 준다. 비타민 D의 결핍은 태아 골격 형성 저하, 치아 형성 부전, 태아의 구루병 등을 일으킬 수 있으며, 과다 복용은 칼슘과 고칼슘혈증 또는 심장 이상(대동맥협착증) 등을 일으킬 수 있다.

비타민 D의 중독 증상으로는 심한 갈증, 식욕 부진, 구토, 체중저하, 과민성, 고칼슘혈증 등이 있으며, 주요 공급원은 강화 우유, 마가린, 버터, 간 및 계란 노른자 등이 있다.

비타민 E

임신 중 여성의 비타민 E 영양섭취 기준은 15mcg/일(day)이다. 비타민 E의 주요 기능은 산화방지이다(산소를 흡수하여 다른 물질의 화학적 변화를 방지함). 비타민 E는 위장계에서 비타민 A와 고도 불포화지방의 산화를 감소시킨다.

비타민 E는 골수에서 적혈구 생성을 위해 필요한 핵산을 합성하는데 필수영양분이다. 또한, 근육 통증 및 간헐성 파행증을 치료하는 역할을 하며, 상처 및 화상의 표면 치료에 도움을 준다. 그리고 연기로부터 폐 조직을 보호하는 효과가 있다.

결핍 증상은 장기적 지방 흡수 장애, 낭포성 섬유증, 간경변, 위절제 수술 후 폐쇄성 황달, 췌장 문제, 스프루 등이 있다. 과다 복용은 태아의 혈액응고장애를 일으킬 수 있다. 주요 공급원은 식물성 지방 및 기름, 통곡류, 계란 그리고 모유이다.

비타민 K

14~18세 임신 여성의 비타민K 영양섭취 기준은 75mcg/일(day)이고, 19세 이상은 90 mcg/일(day)이다. 주요 기능은 프로트롬빈의 결합과 혈액 응고에 관련된 기능이며, 비타민 K의 결합은 주로 대장에 있는 대장균(Escherichia coli)에 의해 일어난다.

비타민 K의 결핍은 흡수장애 또는 항생물질의 과다 사용이 원인이 된다. 주요 공급원은 치즈, 계란 노른자, 간 그리고 진한 잎의 야채 등이 있다.

비타민 C

14~18세 임신 여성의 비타민 C 영양섭취 기준은 80mcg/일(day)이고, 19세 이상은 85 mcg/일(day)이다. 주요 기능은 결합 조직과 혈관계의 성장발달이다. 비타민 C는 성장에 도움을 주며 세포를 결합시키는 콜라겐의 형성에 필수적이다.

비타민 C의 결핍은 콜라겐을 감소시켜 세포 구조가 붕괴되고, 근육약화나 모세혈관 출혈 및 괴혈병을 일으킬 수 있다.

산모의 비타민 C의 혈장 수준은 점차적으로 임신 기간 중에 감소하며, 약 5개월 후에는 반으로 줄어 든다. 비타민 C는 물과 산화에 의해 파괴된다. 그러므로 비타민 C가 포함된 음식은 공기, 열 및 수분에 주의해야 한다. 주요 공급원은 감귤류 과일, 토마토, 멜론, 딸기, 감자, 브로컬리와 초록 잎의 야채 등이 있다.

비타민 B군

비타민 B군은 세포의 호흡, 포도당 산화, 에너지 대사 등의 중요한 조효소의 역할을 한다. 임신 여성의 티아민 영양섭취 기준은 1.4mg/일(day)이다. 티아민의 주요 공급원은 돼지고기, 간, 우유, 감자, 강화 식빵 그리고 시리얼 등이다.

임신 여성의 리보플라빈 영양섭취 기준은 1.4mg/일(day)이다. 단백질의 섭취가 낮을수록 리보플라빈 수준은 높다. 리보플라빈 결핍은 구각증(구강점막과 입술의 갈라짐) 및 피부장애로 인하여 명확히 나타난다. 임신한 여성은 리보플라빈의 방출은 적지만, 에너지와 단백질 요구량의 증가에 의해 필요량은 많아진다. 리보플라빈의 주요 공급원은 우유, 간, 계란, 강화 식빵 그리고 시리얼 등이 있다.

　　임신한 여성의 니코틴산 영양섭취 기준은 18mg/일(day)이다. 니코틴산은 리보플라빈과 함께 작용하여 단백질과 지방으로부터 얻은 적은 양의 글리세롤을 포도당으로 전환하고, 포도당을 산화시켜 에너지를 방출한다. 니코틴산의 결핍은 펠라그라로 나타나는데, 이것은 벗겨지는 피부염과 신경계의 치명적인 손상을 줄 수 있다. 니코틴산 결핍의 증상은 무기력, 거식증, 소화 불량, 피부 발진 등이 있다. 니코틴산의 주요 공급원은 육류, 생선, 조류, 간, 통곡류, 강화 식빵, 시리얼 그리고 땅콩이다.

　　임신한 여성의 엽산 영양섭취 기준은 600mcg/일(day)이다. 엽산은 태아의 성장을 촉진하고(최근 엽산 결핍으로 인한 거대적아구성 빈혈은 드물지만), 임산부의 거대적아구성 빈혈을 예방해 준다. 중성 림프구 결함을 가진 태아를 출산한 경험이 있는 여성은 임신 하기 전 적어도 1개월부터 임신 후 3~4개월 동안 엽산 4mg/일(day)을 섭취해야 한다. 부적당한 엽산 섭취는 중성 림프구 결함과 관련이 있다(예: 이분척추). 엽산은 조리에 의해 쉽게 파괴되며, 엽산의 주요 공급원은 신선한 녹색 잎의 채소, 콩팥, 간, 식용 효소, 그리고 땅콩 등이다.

기타 비타민

　　임신한 여성의 판토텐산 영양섭취 기준은 6mg/일(day)이다. 판토텐산은 신체의 중요 활성 작용제인 코엔자임 A의 중요 구성성분이다. 판토텐산의 주 공급원은 육류, 계란 노른자, 콩류, 통곡류 시리얼, 식빵이 있다.

　　임신한 여성의 B_6 영양섭취 기준은 1.9mg/일(day)이며 아미노산 대사에 연관되어 있다. 주요 공급원은 맥아, 효소, 생선, 간, 돼지고기, 감자 및 콩 등이 있다.

　　임신한 여성의 비타민 B_{12} 영양섭취 기준은 2.6mcg/일(day)이다. 비타민 B_{12}는 완전 채식주의 여성에게서 결핍될 수 있다.

　　비타민 B_{12} 결핍은 악성 빈혈을 초래 할 수 있으며 비타민 B_{12}의 주요 공급원은 간, 콩팥, 살코기, 우유, 계란, 치즈와 같은 동물성 식품이다.

수유부의 영양

　　때로는 잘못된 정보로 인하여 모유 수유를 하지 않는 경우가 있지만, 모유는 신생아에게 있어서 매우 중요한 영양 공급원이며, 첫 6개월 동안은 가장 이상적인 음식이다. 특히 신생아의 감염을 줄이고 성장을 촉진하며 면역성분을 제공해준다.

모유수유 결정에 영향을 주는 요소

여성들은 모유 수유를 결정하기 전에 장점과 단점에 대한 기본적인 정보를 알아야 한다. 모유수유 결정 요소는 신체 이미지, 성적 관심, 성 행위, 가족전통, 지지체계, 생활양식, 경제성, 직장 복귀 및 약물과 알코올 섭취 등이다. 모유 수유는 신생아의 감염을 줄이고 성장을 촉진하며 면역성분을 제공한다.

모유수유가 지연될 경우를 위한 조언

가끔 모유수유는 산모나 신생아의 상태에 따라 지연될 수 있다. 그러면 산모는 최소 하루에 5번 모유를 짜야 한다. 산모는 신생아 면회시간에 맞추어 모유를 짜는 계획을 세워야 한다. 취침 시간 바로 전에 미리 모유를 짜서 6시간 수면을 취할 수 있도록 해야 한다. 산모나 신생아 상태 회복 후, 지속적인 모유수유를 위해 유방을 준비시켜 두는 것이 필요하다. 짜낸 모유는 소독되고 단단한 플라스틱 또는 유리통에 저장해야 한다. 모유를 부드러운 비닐 봉지에 저장하면 IgA(면역글로블린A)가 파괴된다.

수유에 영향을 주는 산모의 행동

때로는 잘못된 정보로 인하여 여성들은 모유수유를 하지 않는 경우가 있다(예: 가슴이 너무 작아서, 주위에 모유수유를 성공한 사람이 없다는 등). 빠른 체중 감량을 위해 모유수유를 하지 않으려는 여성도 있고 락토오스 불내증이 있는 여성도 있다.

수유를 증가시키는 방법

여성은 여러 종류의 음식을 골고루 섭취해야 하지만, 자신이나 신생아에게 거부 반응이 오는 음식은 피해야 한다. 모유수유는 충분한 수분과 영양섭취가 필요하다. 여성들은 자신의 일상생활을 잘 운영하면서 모유수유를 하는 방법을 찾아야 한다. 지지그룹은 다양한 정보를 제공한다.

영양소

모유는 영아의 첫 6개월 동안의 생활에 가장 이상적인 음식이다. 육류를 섭취하지 않는 채식주의자 엄마는 임신 기간과 수유 기간 동안 비타민 B_{12}의 보충 섭취가 필요하다.

- 단백질 영양섭취 기준은 71g/일(day)이다.

- 탄수화물 영양섭취기준은 210g/일(day)이다.

- 임신 기간 중 콜레스테롤, 트랜스 지방산 및 포화 지방산의 영양섭취 기준은 확정되어 있지 않지만, 모유수유를 하는 여성은 콜레스테롤, 트랜스 지방산 또는 포화 지방산을 적게 섭취하고, 적절한 영양소가 함유된 식이를 섭취하도록 노력해야 한다.

미네랄

14~18세 여성의 수유 중 칼슘 영양섭취 기준은 1300mg/일(day)이고, 19세 이상의 여성은 1000mg/일(day)이다. 모유생성에 필요한 칼슘의 양은 태아골격 형성시 필요한 양과 비슷해서 수유부의 칼슘 필요량은 임신 중 필요량보다 많지 않다.

18세 미만 여성의 인 영양섭취 기준은 1250mg/일(day)이고, 18세 이상 여성은 700mg/일(day)이다.

14~18세의 여성의 철분 영양섭취 기준은 10mg/일(day)이고, 19세 이상의 여성은 19.9mg/일(day)이다.

비타민

14~18세 여성의 비타민 영양섭취 기준은 115mg/일(day)이고, 19세 이상의 여성은 120mg/일(day)이다. 비타민 A는 14~18세 1200mcg/일(day), 19~50세 1300mcg/일(day))와 비타민 B군(티아민: 1.4mg/일(day), 니코틴산: 17mg/일(day), B6: 2mg/일(day), B12: 2.8mcg/일(day))은 더 많이 필요하다. 비타민 D는 5mcg/일(day) 필요하다.

수분

모유를 만들려고 우유를 마실 필요는 없지만, 충분한 수분 섭취는 필요하다. 수분 섭취가 충분하지 않으면 소변은 농축되고(dark yellow) 변비의 위험이 생긴다.

칼로리(Kcal)

수유 중인 여성은 일반 성인여성 보다 약 500kcal를 추가 섭취해야 한다. 수유 중 총 Kcal 섭취는 2500~2700kcal/일(day)이다(표 9-2).

표 9-2 임신과 수유의 요구를 충족시키기 위한 1일 영양섭취기준

영양소	성인여자		임신 초기	임신 중기	임신 후기	수유기
열량(Kcal)	20~29세 30~49세	2,100 1,900	+0	+340	+450	+320
단백질(g)	45		+25	+25	+25	+25
비타민 A(μgRE)	650		+70	+70	+70	+500
비타민 D(μg)	5		+5	+5	+5	+5
비타민 E(mgα-TE)	10		+0	+0	+0	+3
비타민 K(μg)	65		+0	+0	+0	+0
비타민 C(mg)	100		+10	+10	+10	+35
티아민(mg)	1.1		+0.5	+0.5	+0.5	+0.4
비타민 B6(mg)	1.2		+0.4	+0.4	+0.4	+0.5
나이아신(mg NE)	14		+4	+4	+4	+4
리보플라빈(mg)	1.4		+0.8	+0.8	+0.8	+0.7
엽산(μg)	400		+200	+200	+200	+150
칼슘(mg)	700		+300	+300	+300	+400
인(mg)	700		+0	+0	+0	+0
철분(mg)	14		+10	+10	+10	+0
아연(mg)	8		+2.5	+2.5	+2.5	+5.0

확인사항

- 지난 24시간 동안 무엇을 먹었습니까?

- 당신의 일반적 체중 패턴은 어떻습니까?

- 당신의 일반적 음식 섭취 패턴은 어떻습니까?

- 어떤 종류의 비타민 및 미네랄 보충제를 섭취합니까?

- 음식에 대한 알레르기나 불내증이 있습니까?

- 가족이나 친구 중 모유 수유를 한 사람이 있습니까?

- 다른 자녀에게 모유수유를 했습니까?

- 가족 전통 상 당신이 모유수유 중 섭취해야 될 음식 혹은 삼가해야 할 음식은 무엇입니까?

임신부를 위한 권고 사항

임신을 원하는 여성은?

- 체내 흡수가 빠른 혈중 철분(헴철, heme iron)을 공급하는 식품을 선택하고 추가적인 철분급원 식품과 철분의 흡수를 증진할 수 있는 비타민 C가 풍부한 식품을 섭취한다.

- 다양한 식단에서 엽산이 풍부한 식품을 섭취하고 강화식품이나 보충제를 통해 합성 엽산을 일일 $400\mu g$을 섭취한다.

임신한 여성과 수유부는?

- 일주일에 8~12oz의 다양한 종류의 수산물을 섭취한다.

- 높은 메틸수은 함량을 고려하여 백색 참치(white tuna, albacore)는 일주일에 6oz 이상 먹지 않는다. 상어, 황세치, 동갈삼치과 삼치속의 낚시감 물고기(king mackerel) 등의 어류는 섭취를 피하는 것이 좋다.

- 임신하면 철분 보충제의 섭취를 위해 산부인과 의사나 다른 건강상담사에게 권고량을 확인하도록 한다.

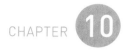

성인기(18~40세)의 영양

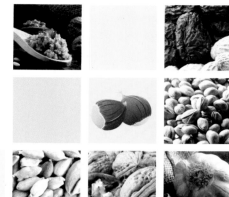

20대에 도달하면 성장은 멈추고 신체는 항상성을 갖추게 된다. 성인기는 각 단계마다 경험하는 스트레스 요인에 대해 대처하고 영양상태에 미치는 영향을 고려해야 한다.

또한 성인기의 영양섭취와 식이방식은 골다공증, 관상동맥 질환, 당뇨병, 고혈압, 비만과 같은 만성 질병의 진행에 영향을 준다. 영양소의 섭취는 신체활동, 스트레스, 흡연, 음주, 환경적 요인으로의 노출을 포함하는 생활양식 행동에 의해 조정이 된다.

성인기의 영양에 영향을 미치는 요인

초기 성인기는 스트레스가 높은 시기로써 바쁜 일정, 생활고 그리고 잦은 이동 등이 시작된다. 이 시기에 사람들은 핵가족 단위의 가정을 꾸리게 되고, 미혼인 경우 배우자를 찾게된다. 일반적으로 운동량이 줄어들게 되고, 체중을 유지하는 것이 중요한 과제가 된다.

준비하는데 적은 노력이 필요한 음식들이 일상화 되고, 특히 집 밖에서 하루 종일 일해야 하는 사람들에겐 더욱 그렇다. 칼슘의 섭취와 사용이 감소하고, 술과 약물이 오용되기도 하고 흡연량이 증가된다. 최근 들어서는 특히 여성의 흡연이 증가하고 있다.

여성들이 월경 전에 고탄수화물과 고지방 식품을 먹게 되는 것은 감소된 세로토닌 농도에 대한 반응에 의한 것으로 여겨진다.

초기 성인기의 행동은 청소년기와 유사할 수도 있지만 더욱 독립적인데, 이는 이 시기에는 집으로부터 멀리 떨어져 살기 때문에 자신이 먹는 음식과 이를 통한 영양 섭취에 대해 책임을 져야 한다. 그들은 재정적으로 일부 독립되었지만, 여전히 절약해서 살아야 하기 때문에 영양학적으로 불균형적인 식사를 하며, 냉동 식품과 패스트푸드를 통한 식사를 주로 하게 되어 영양학적으로 주의가 요구되어지는 시기이다.

성인기의 영양을 향상시키는 방법

- 초기 성인기는 쿠폰을 오려 모으고, 식품 설명서를 잘 읽어보고, 식품의 재료와 가격을 잘 비교해보는 지혜로운 구매자가 될 필요가 있다.
- 열량 섭취의 균형을 잡는 것이 필수적이다.
- 영양가 있는 음식과 하루 종일 입에 달고 있는 간식을 적게 먹는 것이 체중을 유지하는 가장 좋은 방법이다.
- 치아 건강을 유지하는 것이 꼭 필요하다.

영양정보

초기 성인기의 성장 패턴은 신체의 크기와 강도에 있어 유전적 잠재력이 최고조에 도달하였기 때문에 평형상태를 이룬다. 대개는 남성이 근육을 더 많이 가지고 있으며, 이를 유지하기 위해서 더 많은 에너지와 열량을 필요로 한다. 18~30세의 활동적인 여성은 약 2400kcal/일(day)의 열량이 필요하며, 31~40세의 활동적인 여성은 2200kcal/일(day)의 열량을 필요로 한다. 활동적인 여성을 위한 적절한 칼슘 섭취(2200~2400kcal/일(day))는 순수 근육양을 유지하기 위해 필수적이며, 근육은 신체에서 가장 활발히 대사하는 조직이라고 할 수 있다.

칼슘과 철분, 엽산의 요구는 지속적인데, 특히 임신을 고려하고 있는 여성의 경우 더욱 그러하다. 칼슘요구량은 골격계의 질량을 유지하기 위해서 1000mg/일(day)이 필요하다(골 질량의 최고점은 35세이다). 경구용 피임약을 먹고 있는 여성이라면, 지질이나 혈당 그리고 철분의 상태를 감시해야 한다.

확인사항

- 어디에서 식사를 합니까?
- 규칙적인 운동을 하고 있습니까?
- 만약 하고 있다면, 어떤 종류의 운동을 합니까?
- 정규직으로 일을 하고 있습니까?
- 재정 상태가 염려됩니까?
- 의료 보험이 됩니까?
- 유전적인 문제, 빈혈, 당뇨 등의 가족력에 대하여 알고 있습니까?
- 자신에 대해 어떻게 생각합니까?
- 흡연을 합니까?
- 약물을 복용합니까?
- 술을 마십니까?
- 다이어트를 합니까?
- 체중을 감소하기 위해 어떤 도움을 받고 있습니까?
- 가족 계획을 하고 있습니까?
- 피곤하다고 느낍니까?
- 비타민을 복용하고 있습니까?
- 비타민이나 식이보충제를 하루 중 언제 먹습니까? 잠자리에 들기 전에 먹습니까?

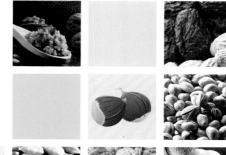

CHAPTER **11**

중년기(40~65세)의 영양

중년기는 가족의 요구와 퇴직 및 부모 부양 등에 의한 스트레스와 책임이 증가하는 시기이며, 자녀의 분가 등으로 가족과 함께 하는 식사가 줄어들면서 외식이 늘게 되는 시기이다.

중년기에는 세포 손실이 증가하고, 제지방은 감소하고 체지방은 증가하므로 열량 요구량이 감소하게 되는 특징이 있다.

중년기의 영양에 영향을 미치는 요인

이 시기에는 신체의 변화를 겪게 된다. 20세 이후에는 체지방 성분이 35%까지 증가하고, 제지방 체중과 총 수분량이 17%까지 감소한다. 또한, 혈장 부피가 87%까지 감소하고, 대사작용도 감소한다. 세포의 재생율도 천천히 감소하기 시작한다.

가족력은 중요한데, 특히 제 2형 당뇨와 고혈압, 빈혈, 갑상선 질환, 암과 같이 미리 예정되는 경향이 있는 질환의 가족력과 과거력은 중요하다.

중년기의 영양에 영향을 미치는 행동

신체 운동은 감소한다. 특히 앉아서 일을 하는 사람의 경우에는 더욱 운동량이 감소한다. 종교적, 문화적 관심사가 중년기의 영양 식생활에 영향을 미친다. 집 밖에서 일을 하는 성인의 경우라면 패스트푸드를 먹기가 쉬울 것이다. 집에 아이들이 있다면, 그 사람은 음식을 낭비하지 않기 위해 음식을 다 먹어 치워야 할 것이다.

여성들은 골다공증의 위험에 처하게 되는데, 10대 시절의 칼슘 섭취와 호르몬 균형에 따라 이 질환에 이환 여부가 영향을 받을 것이다.

중년기의 영양을 향상시키는 방법

체중을 조절하기 위해 운동을 하는 경우, 반드시 감소된 섭취 열량과 균형을 맞추어야 한다. 한 사람 이상의 가족들이 있다면, 식사를 준비하고 구매하는데 가족구성원 모두가 책임을 공유해야만 한다. 식사시간은 스트레스가 없는 가족들만의 시간이 되어야 한다. 칼슘의 섭취는 중년기에도 지속적으로 필요하다. 만일 유당불내성(팽만감, 헛배부름, 설사)이 있는 성인의 경우 칼슘 보충제나 젖당이 없는 유제품을 통해 칼슘을 공급해야만 한다.

영양정보

생활 양식에 따라 다르지만 대개 중년기에는 필요 열량이 줄어든다. 음식의 종류와 준비하는 방법은 빈약한 치아 상태와 위장 내의 산도에 따른 위기능 장애로 인해 변하게 된다. 이 시기에는 신선한 과일과 채소를 덜 먹게 되기 때문에 건강한 치아 상태를 유지하기 위해서는 비타민 C의 섭취를 늘려야 한다. 만약, 술을 많이 마시는 사람이라면 비타민 B_6의 결핍이 생길 수도 있다.

폐경전후기 증상을 경험하고 있는 여성은 탄수화물 음식에 대한 갈망을 경험하게 되고, 단백질과 칼슘의 섭취는 감소하게 된다. 섬유낭종성 유방 질환이 있는 여성은 카페인의 소비를 줄이고, 비타민 B_6의 섭취는 늘려야 한다.

확인사항

- 어떤 방법으로 가족 계획을 하고 있습니까?
- 언제 어디서 식사를 합니까?
- 외식은 얼마나 자주 합니까?
- 규칙적으로 운동을 하고 있습니까?
- 일상생활은 어떻습니까?
- 치과 의사는 얼마나 자주 만납니까?
- 과거 병력을 알고 있습니까? 가족력이 있습니까?
- 어떤 대사 질환이 있습니까(당뇨병, 고혈압 등)?
- 장과 방광 상태의 변화를 경험한 적이 있습니까?
- 술, 약물 사용, 흡연과 관련한 당신의 습관은 무엇입니까?

여성에게

- 생리 불순이 있습니까?
- 폐경전후기 증상을 경험하고 있습니까?

핵심 권고 사항: 건강한 성인의 식이패턴

- 성인에 대한 섭취열량은 건강한 체중을 유지하고 얻는데 필요한 량으로 제한한다.
- 영양소 밀도가 높은 형태와 권고되는 식품의 양을 모든 식품군에서 골고루 섭취한다.
- (포화지방과 트랜스지방의 주요 급원인) 고체지방의 섭취를 줄인다.
- (단일불포화지방 및 다중불포화지방의 주요 급원인) 액상 유지로 고체지방을 대체한다.
- 첨가 당의 섭취를 줄인다.
- 정제된 곡물의 섭취를 줄이고 통곡물로 대체한다.
- (소금의 주요 성분인) 나트륨의 섭취를 줄인다.
- 꼭 먹어야 한다면 알콜의 섭취는 적절한 수준으로 조절한다.
- 채소와 과일의 섭취를 늘린다.
- 통곡물의 섭취를 늘린다.
- 우유와 유가공품의 섭취를 늘리고 고체지방의 섭취를 줄이기 위해 무지방 또는 저지방을 선택한다.
- 식육 또는 가금육을 수산물로 대체하여 수산물의 섭취량을 늘린다.

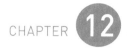

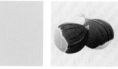

노년기(65세 이상)의 영양

수명이 늘어나면서 노년기의 삶은 많은 시간 동안 전문성과 직업적 발전을 유지하고 또한 휴식의 즐거움을 누리기 위한 기간이 되었다. 노년기에는 새로운 행동양식을 받아들여 삶의 후기에 발생되는 사회적·신체적 변화를 위한 건강행위, 직업적 성취, 여가활동에 대한 개인적 접근 뿐만 아니라 이를 위한 적절한 영양 공급이 요구되는 시기이다.

노년기의 영양에 영향을 미치는 요인

노인기의 영양섭취에 영향을 주는 요인에는 다양한 요인이 있을 수 있으며 특히 신체적·경제적·사회적 환경은 노인의 영양 상태에 결정적인 영향을 준다. 불건강한 치아와 경제적 어려움, 음식 준비에 대한 어려움 등은 노인의 삶에 영향을 준다. 또한 여러 약을 복용하는 것은 식욕을 떨어뜨릴 수도 있고, 영양소의 흡수와 대사 작용을 변화시킬 수도 있다. 또한 시력, 청력, 후각과 미각의 감퇴 또한 식욕과 음식을 즐기는 즐거움에 영향을 준다.

사회적 고립과 소외가 흔하고 특별히 친구와 친척을 사별한 사람들은 더 많이 소외를 겪게 된다. 사람들은 실업, 이직, 은퇴 등을 이유로 수입의 감소를 경험하게 된다. 체중 감소는 영양 결핍의 지표가 될 수도 있다.

관절염과 같은 신체 장애는 음식을 준비하고 먹는데 어려움을 준다. 감소된 신장의 기능으로 인하여 부종이 발생할 수 있으며, 이 경우 염분이 많이 든 음식을 섭취하게 되면 부종이 더욱 심해진다. 알츠하이머 병과 같이 변화된 신경학적 상태는 환자가 먹는 것을 기억하지 못하게 되어 불규칙한 식사를 유발하게 한다.

기초대사량(BMR)은 고령의 집단에서는 감소하는데, 이는 근육 양이 10% 정도가 줄어들기 때문이다. 신체의 활동성과 힘은 점차적으로 감소하여 활동에 필요한 대사요구량과 에너지 필요량의 감소로 이어진다. 골 소실은 나이가 듦에 따라 증가한다.

노년기의 영양에 영향을 미치는 행위

고령자를 종종 "차와 토스터기"라고 한다. 불건강한 치아는 음식물을 씹기 어렵게 만들고, 특히 단백질 공급원인 육류와 가금류 씹기가 어려워져 적절한 영양소의 섭취가 어렵게 된다. 노인의 경제적 문제는 약이나 음식과 같은 물품 구입에 어려움이 있게 되어 필요한 음식을 구입하지 못하게 된다. 종교적이고 문화적인 문제에 몰두하는 것은 종종 안정과 적응에 도움을 주는 기전이 되기도 한다.

노년기의 영양을 향상시키는 방법

지역과 가정의 자원이 음식을 얻고 준비하는데 도움이 되도록 사용되어야 한다. 정기적인 치과 방문이 계획되어 틀니의 필요성이나 적절성이 검사되어야 한다. 음식은 화려한 색깔과 좋은 냄새가 나도록 만들어 조금씩 자주 먹도록 권장되어야 한다. 영양 보조제는 음식을 섭취하는 상태에 따라 반드시 먹어야 한다. 노인들은 신체 움직임에 제한이 있는 한도 내에서 가벼운 운동부터 중등도의 운동까지 각자 몸에 맞는 운동을 하여 근육 양을 유지하고 건강을 살펴야 한다.

65~85세의 노인들을 위한 영양 정보

과도한 영양제의 섭취는 필요 없으며, 만약 다른 병태생리학적 문제가 있을 경우, 이 영양 보조제가 불균형을 유발할 수도 있다. 필요한 열량은 감소하나 골 소실을 예방하기 위해 칼슘의 지속적인 섭취가 필요하다. 총 체내 수분, 골의 양, 제지방 체중은 고령자에게서 감소되나, 총 체지방 양은 증가한다. 그러므로 체중 증가는 당연한 현상이며, 여성의 경우 더욱 그렇다. 또한, 비타민 C가 필요하지만, 과량은 필요하지 않는데 그 이유는 과량의 비타민 C는 비타민 B_6의 농도를 낮추기 때문이다. 위장관의 운동성이 감소하여 변비가 발생할 수 있으므로 설사제나 변비 완화제가 필요하게 될 수도 있다. 설사제로 사용되는 무기질 기름은 지용성 비타민의 흡수를 감소시킬 수 있다.

기대 수명의 급격한 변화(신체 구성과 운동 반응의 측면에서)는 좌절을 가져올 수 있는데, MyPyramid에 따르면 고령자의 경우 주로 앉아 있는 사람은 2000kcal/일(day),

활동적인 사람은 2600Kcal/일(day)까지 열량이 필요하다. 그러나 76세 이상에서는 2400Kcal로 떨어진다.

고령 여성의 경우, 앉아있는 사람은 1600Kcal/일(day), 활동적인 사람은 2000Kcal/일(day)이 필요하다.

- '앉아서 지내는(sedentary)' 의 의미는 일상생활 이외에 하루 30분 이하 중등도의 신체활동을 하는 경우이다.

- '적당한 활동성(moderate activity)' 이란 일상생활 이외에 하루 30~60분 정도 중등도의 신체활동을 하는 경우이다.

- '활동적(active)' 이란 일상생활 이외에 하루 60분 이상 중등도의 신체활동을 하는 경우이다.

단백질의 적정섭취량은 남자와 여자 모두에게 46g/일(day)이다. 노령의 개개인은 신체 구성상의 변화와 제지방 체중의 감소를 경험하기 때문에 단백질의 요구량은 잠재적으로 감소할 부분을 보상하고, 질소 균형을 유지하기 위해서 젊은시절의 요구량과 비슷하게 권장되고 있다. 50세 이후의 칼슘섭취량은 1200mg/일(day)이다.

85세 이상의 고령자를 위한 영양정보

85세 이후에는 영양소의 흡수와 사용에서 변화를 경험하게 된다. 그러한 변화는 종종 위산, 신체 구성, 운동 반응의 변화에 기인한다. 영양과 관련하여 기초 정보를 구하는 것은 중요하다.

노화는 세포의 붕괴를 초래한다. 산화 자유기의 활동으로 파괴된 세포는 단백질 합성 능력을 변화시킨다. 면역계와 신경내분비계의 효율성이 상실되고, 이는 섭취한 영양소의 이용률을 떨어뜨린다.

지속적으로 감소하는 제지방 체중은 골수, 폐, 신장과 같은 장기에 영향을 주며, 후각계에 작용하여 후각과 미각의 감각을 감소시킨다.

활동 정도와 신체의 건강상태에 따라서 85세 이상 고령자의 필요 열량과 단백질 요구량은 65~85세 사이의 고령자들의 필요량과 동일하다. 고령자들은 정상 체중을 일정하게 유지하는 것이 매우 중요하다. 매일 섭취하는 것들 중에서 복합 탄수화물 130g/일(day) 정도의 양이 탄수화물 섭취 가운데 포함되어야 한다. 총 식이섬유 섭취량이 남성의 경우 30g/일(day), 여성의 경우 21g/일(day)이 되어야 한다. 고령자의 수분 요구량은 남자의 경우 3.7L, 여성의 경우 2.7L이다.

고령자(70세 이상)들은 비타민 D의 섭취를 15mcg/일(day)까지 증가시켜야 하는데, 이는 덜 효과적인 생산성 및 부족한 일조량과 활동성 때문이다. 최고령자들은 비타민 B(리보플라빈, 피리독신, 코발라민)의 혜택을 많이 볼 수 있다.

영양소의 이용이 감소하는 사람들은 종종 음식의 섭취가 감소하기도 하며, 특별히 영양가 있는 음식을 섭취하는 데 어려움을 겪기 때문에 고령자들의 영양불량에 대하여 정기적으로 검사하는 일은 매우 중요하다.

확인사항

- 무엇을, 어디서, 어떻게 먹습니까?
- 식료품 예산은 얼마입니까?
- 집에서
  - 냉장고에는 무엇이 들어 있습니까?
  - 식기장 안에는 무엇이 있습니까?
- 누가 당신의 장을 봐주며 어디에서 봅니까?
- 음식은 배달이 되고 있습니까?
- 좋아하는 음식은 무엇입니까?
- 통조림 과일과 야채를 먹습니까?
- 갖고 있는 저장시설은 무엇이고, 요리하는 형태는 무엇입니까?
- 얼마나 자주 소변을 봅니까?
- 소변 볼 때 어떤 어려움은 없습니까?
- 대변의 특징은 무엇입니까?
- 의도하지 않은 체중 감소를 경험한 적이 있습니까?
- 틀니가 있다면, 그것이 잇몸에 잘 맞습니까?

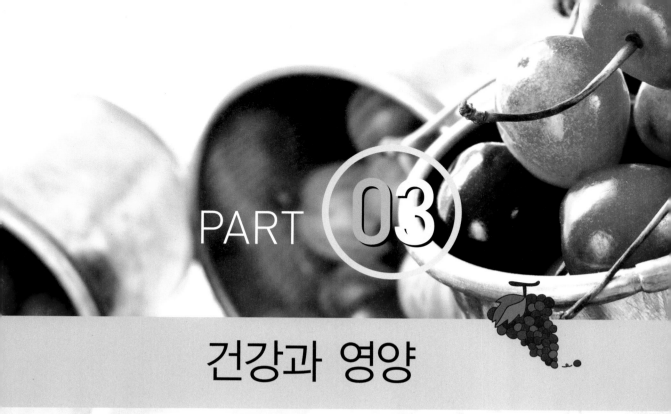

PART 03

건강과 영양

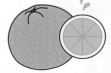

CHAPTER **13**

심혈관장애와 영양

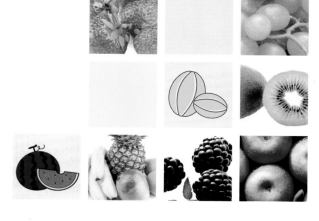

심혈관계 사정

심장은 무게가 300g 정도의 작은 근육기관이다. 심장의 위치는 폐와 부분적으로 겹쳐지는 종격동의 중앙에 있다. 심장은 박동력을 가진 4개의 방으로 구성되어 있고, 1회 박출량은 약 70ml이며, 1분 간 72번 정도 박동을 하여 1분에 5L, 하루에 7000L 이상의 혈액을 분출한다.

심장 조직은 심외막, 심근, 심내막의 세층으로 이루어져 있는데, 심외막은 심장의 가장 바깥층이고, 심근은 심장의 중간층으로 횡문근 섬유군(straited muscle fiber)들로 구성되어 있어서 심장의 수축력을 관장하고 있고, 심내막은 심장의 가장 안쪽 층으로 내피세포 조직으로 구성되어 있다. 또한 심내막은 심방과 심실의 내부를 이루며, 심장의 판막을 둘러싸고 있는 조직이다.

심장 근육에 산소와 영양을 공급하는 관상동맥은 대동맥판 바로 윗부분에서 좌우 2개의 관상동맥이 시작되어 심장을 마치 관모양으로 둘러싸서 심근에 혈액을 공급한다.

동맥은 내막, 중막, 외막의 3층으로 구성된다. 죽상경화증은 동맥내벽에 노폐물질 덩어리인 죽상반 혹은 죽종(atheromatous plaque)이 형성되어 혈관내강이 좁아진 상태이다. 관상동맥 내막이 위험요인에 의해 지속적인 손상이 가해지면 혈소판과 지질 축적, 염증세포, 섬유세포 등이 부착되어 죽상반이 형성된다. 죽상반이 점점 커지면서 혈관 평활근의 탄력성이 저하되고, 동맥내강이 좁아져 혈액의 흐름을 차단하게 되며 심하면 혈관 폐색이 일어난다(그림 13-1).

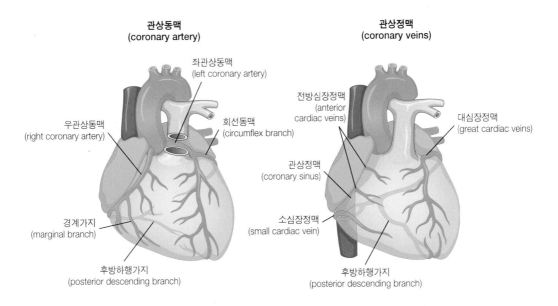

그림 13-1 관상혈관

심혈관 질환은 미국 내 남자와 여자의 사망원인 1위를 차지하고 있으며, 콜레스테롤이 대부분의 심혈관 질환과 관련이 있다. 미국 연방 보건국은 20세 이상의 성인들은 매 5년 마다 콜레스테롤 수치를 검사해 볼 것을 권고하고 있다. 우리나라의 경우도 국민소득 향상과 식생활 형태 변화에 따라 한국인의 질병구조와 사망원인이 변화되었다. 2005년 국민건강영양조사에 의하면 성인의 절반 이상이 심혈관질환의 고위험군인 것으로 나타났으며, 청장년층(20세이상 64세 미만)의 절반 이상이 고혈압, 당뇨, 이상 지질혈증, 비만 중 한 가지 이상의 질환을 가지고 있어 이차적인 만성 질환의 발병이 우려되고 있다.

대부분의 심혈관 질환은 동맥경화나 혈관 벽을 따라 생기는 섬유소와 지방으로 이루어진 죽종(plaque)의 축적으로 인해 생긴다. 이것이 점점 커져서 혈관이 좁아지게 되면 심근경색, 관상동맥, 고혈압, 뇌혈관 질환 등이 발생한다(표 13-1).

표 13-1 혈류장애에 의한 심혈관 질환에 영향을 미치는 요인

조절 불가능한 위험요인

연령과 성별	중년기 이후 발생빈도가 증가하고 65세 이상에서는 남,녀의 발생빈도가 같아지거나 그 차이가 적어진다. 남성은 여성에 비해 젊은 나이에 발생하고 40~50세 남성이 여성보다 4~5배 정도 많이 발생된다. 여성은 폐경기 이후 발병률이 증가하지만 남성보다 발생빈도가 적다.
가족력과 유전	가족력과 유전적 요인은 정확히 규명되지 않았지만 심혈관 질환 발생에 중요한 요인이다. 가족적 성향은 환경적 요인과 유전적 요인 모두에 관련이 있다고 여겨진다.
인종	백인보다는 흑인에서 발병률이 높다. 아프리카계 미국인들이 고혈압을 일으킬 수 있는 위험이 45% 이상이라는 사실이 이러한 것을 뒷받침한다.

조절 가능한 위험요인

고지혈증	고지혈증은 혈청 내에 콜레스테롤이 상승되거나 중성지방의 증가 혹은 두 가지의 지질이 동시에 증가 되는 상태를 말한다. 고콜레스테롤 혈증은 90% 이상이 유전적 소인이 있는 것으로 알려져 있다.
고혈압	고혈압(140/90mmHg) 이상은 성별, 연령, 인종에 관계없이 위험인자이고 고지혈증과 흡연 등 다른 위험인자를 동반할 때 그 위험이 더 커진다.
흡연	흡연은 동맥경화증의 진행과정을 촉진한다. 니코틴은 교감신경계를 흥분시켜 심박수, 혈압상승, 부정맥, 신체의 산소요구량의 증가로 심장 부담을 가중시켜 허혈성 심장질환을 악화시키고, 일산화탄소는 혈액 내 혈색소와 산소와의 결합을 방해하여 저산소증을 일으킨다. 간접흡연도 허혈성 심장질환의 위험인자이며 밀폐된 장소에서의 흡연은 70%의 영향을 준다.
당뇨병	당뇨병환자가 허혈성 심장질환에 걸릴 위험이 2~3배 증가된다. 당뇨병에서 관찰되는 고지혈증 중 가장 흔한 형태는 고중성지방혈증이고 고밀도 지단백(HDL)은 상대적으로 감소되기 때문에 동맥내벽의 세포대사 장애와 혈관 손상 등으로 허혈성 심장질환의 위험률이 높아진다.
운동부족	운동부족은 관상동맥질환의 위험요인이다. 운동은 혈압이 높은 사람들에서는 혈압을 낮출 뿐만 아니라 혈중 콜레스테롤, 당뇨, 비만을 조절하는데 도움을 준다.
스트레스	스트레스가 협심증 발작에 선행하며 심근경색의 발생과도 직접적인 관계가 있는 것으로 밝혀졌다.

고지혈증

고지혈증은 혈액에 함유되어 있는 콜레스테롤이나 중성지방과 같은 지방이 정상 범위를 넘어 증가된 상태를 말한다. 그러나 혈중에 지방이 증가되어도 자각증상은 거의 없다. 고지혈증은 동맥경화의 원인이 되기 때문에 중요하다. 고지혈증에 의해 동맥경화가 일어나는 과정은 다음과 같다. 첫째, 혈액에 증가된 콜레스테롤 같은 지질이 혈관의 표면에 상처를 내며 혈관 벽에 들어가 자리를 잡게 된다. 둘째, 이러한 과정이 진행되면 혈관 안쪽에 죽처럼 걸쭉한 덩어리가 만들어져 죽상경화증이 된다. 이러한 죽상경화증은 심장에 영양을 보내는 관상동맥에 발생하면 협심증과 심근경색을 일으키게 되고 뇌동맥에 일어나면 뇌경색이 된다(**그림 13-2**).

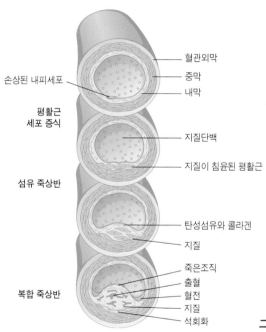

손상된 내피세포

평활근
세포 증식

섬유 죽상반

복합 죽상반

혈관외막
중막
내막

지질단백

지질이 침윤된 평활근

탄성섬유와 콜라겐
지질

죽은조직
출혈
혈전
지질
석회화

그림 13-2 죽상경화증의 진행단계

콜레스테롤

지방은 혈중에서 용해되지 않으며, 지단백이라는 단백질에 감싸인 분자에 의해 이동된다. 지단백은 그 밀도와 지방과 콜레스테롤의 구성비율에 따라 초저밀도 지단백(VLDL), 저밀도 지단백(LDL) 그리고 좋은 콜레스테롤이라고 불리는 고밀도 지단백(HDL)의 세가지 그룹으로 나뉜다.

- 초저밀도 지단백(VLDL)은 많은 양의 지방을 세포로 이동시킨다. 혈청 콜레스테롤의 약 15%를 차지하고 있다.

- 저밀도 지단백(LDL)는 60~75%의 혈청 콜레스테롤을 간에서 체세포로 수송한다.

- 고밀도 지단백(HDL)는 좋은 콜레스테롤로 불리며, 혈장 콜레스테롤의 20~25%를 수송하며, 과잉의 콜레스테롤을 모아서 담즙의 형태로 배설하기 위해 간으로 되돌려 준다.

그러므로 혈액 콜레스테롤 측정은 단지 전체적인 콜레스테롤 수치 이상을 포함한다. 식이 내 중성지방이 콜레스테롤의 혈중 치에 영향을 미친다고 한다. 또한 포화 지방산은 콜레스테롤 혈중 치를 증가시키고 불포화지방산은 감소시킨다(**표 13-2**).

 표 13-2　LDL-콜레스테롤, 총콜레스테롤 및 HDL-콜레스테롤(mg/dL)의 ATP III 분류

LDL-콜레스테롤	치료의 중요 목표
<100	최적
100~129	최적에 근사/최적 이상
130~159	높음에 가까움
160~189	높음
≥190	매우 높음
총콜레스테롤	
<200	바람직함
200-239	높음에 가까움
≥240	높음
HDL-콜레스테롤	
<35	낮음
35-40	경계 수준
>40	바람직함

고콜레스테롤 혈증의 위험인자는 유전, 성, 연령 등이다. 그 외에 포화지방산의 과다한 섭취, 과다한 당분 섭취, 과다한 염분 섭취, 비만, 비활동적인 생활양식, 흡연, 스트레스 관리방법 등이 심혈관계 질환의 발병에 영향을 미친다. 호모시스틴의 증가도 동맥경화의 악화에 대한 위험인자로 작용한다. 고혈압과 당뇨병은 선행인자이거나 동시에 존재하는 상태라고 할 수 있다.

영양섭취의 변경

영양학적 관점에서 식습관의 작은 변화만으로도 심혈관의 건강을 위한 많은 것들을 얻을 수 있다. 과다한 식이 나트륨은 체액의 흐름을 정체시킬지도 모른다. 그리고 그것은 곧 혈압을 상승시키고 심장의 작업량을 증가시킨다.

흡연과 카페인은 혈관을 수축시킬 것이고, 그것은 혈압의 상승과 말초혈관 장애를 증가시킨다. 알코올은 과다한 칼로리를 부과시키고, 만약 그것이 연소되어지지 않는다면, 지방으로 축적될 것이다. 최근의 연구는 칼슘결핍 역시 고혈압을 초래할지도 모른다는 것을 보여준다. 단순히 식이요법 변경 또는 치료와 연계한 식이요법 변경은 심혈관 문제의 치료에 이용되어도 좋다. 대구나 연어와 같은 물고기에 있는 오메가-3 지방산과 고섬유 식이는 심혈관의 건강을 향상시키는데 권장된다. 왜냐하면, 전자는 초저밀도 지단백의 합성을 감소시키고, 후자는 콜레스테롤을 낮추기 때문이다.

영양을 개선하기위한 방법

식습관 변경

유아기부터 사람들은 음식과 맛의 선호도를 키워왔다. 소금, 설탕, 지방은 맛을 좋게하지만 칼로리와 콜레스테롤을 증가시킨다. 한번 익숙해진, 오랫동안 지속된 영양패턴은 바꾸기 어렵다. 그러므로 어린이들에게 좋은 역할 모델로서 행동하는 것뿐만 아니라 적절한 영양학을 가르치기 시작하는 것은 의무이다. 오늘날 신속하고, 기동력 증가로 어린이와 성인들이 패스트푸드점을 빈번하게 출입하게 된다.

성인들은 저나트륨과 지방 제한 식사를 맛이 좋지 않다고 한다. 또한 적당한 운동은 체중과 근육의 양을 적절히 유지시킨다.

염분, 설탕, 지방에 대한 대체물은 주의 깊게 사용되어야 한다. 이들은 위장관 장애, 팽만감, 설사 등의 부작용을 일으킬 수 있다. 소금의 대체물질에는 대개 칼륨이 포함된다. 그러므로 이뇨제 치료를 받고 있는 사람이나, 칼륨보충제를 먹고 있는 사람에게는 조심해서 사용해야 한다.

마가린과 버터와 같은 제품은 트랜스 지방을 함유하고 있고, 이것은 콜레스테롤과 중성 지방의 수치에 영향을 줄 수 있다.

대용식

소금과 설탕 대용품은 조금씩 사용되어야만 한다. 일반적으로 전자는 칼륨이 들어있기 때문에 이뇨치료 중이거나 칼륨보충제를 섭취하는 사람들은 주의하여 이용해야 한다.

설탕 대용품인 아스파테임(aspartame)은 대부분의 아이들에게 권장하지 않는다. 감미료인 소르비톨은 위장장애와 헛배 부름을 야기할지도 모른다. 감자칩과 같은 상품에 사용되는 지방 대용품인 올레오스테아린산 염(olestra)은 인기는 있지만, 설사를 야기할 수도 있다.

콜레스테롤이 낮은 마가린 상품인 베네콜은 주된 구성성분이 식물성 에스테르와 사이토스테놀이다. 이것은 위장에서 간으로 콜레스테롤이 이동되는 것을 막는다. 그 밖에 콜레스테롤이 함량이 낮은 샐러드 드레싱과 스프레드(예: 잼, 버터) 등이 시중에 유통되고 있다. 오랜 기간 동안의 부작용 분석은 이러한 제품들에 한정되어 있었다. 항고지혈증 치료와 연계하여 그것을 이용하는 환자들은 부작용에 주의를 기울여야하고 의료전문가에게 관리를 받을 필요가 있다.

콜레스테롤 수치를 낮추고 싶은 많은 사람들이 마가린과 저지방버터 같은 제품으로 전환하고 있다. 그러나 이러한 식품들은 트랜스지방(유동지방산)을 포함하고 있을 수도 있다. 연구자들은 트랜스지방이 얼마나 물질대사로 변화시켜지는지 불확실하고, 콜레스테롤과 트리글리세리드 수치에 영향을 미칠 수 있다고 생각한다. 2006년, FDA는 식품제조업자들에게 라벨 위에 식품의 유동 지방 항목을 기재하도록 요구하고 있는데, 소비자들은 라벨을 읽고 제품의 성분이 무엇인지 알아야 할 필요가 있기 때문이다.

건강한 생활을 위한 조절

고지혈증의 치료는 식사요법과 운동요법을 통한 생활개선 요법이다. 식사요법은 칼로리 제한과 체중조절을 전제로 식사의 콜레스테롤의 양, 포화지방산의 양, 식이섬유의 양을 결정한다. 식사요법을 실시하고 2~3개월 후 혈청 지질을 검사하고, 그 결과를 평가한다. 운동요법은 운동으로 원활하게 에너지를 소비하기 위해서는 자신에게 알맞은 무리 없는 운동으로 오랫동안 지속적으로 할 수 있는 것을 선택하는 것이 중요하다. 고지혈증을 예방하고 치료하기 위해서는 워킹, 조깅, 마라톤, 수영 등 유산소운동이 효과적이다. 또한 절주, 금연, 스트레스 감소 등의 생활습관 개선도 중요하다.

심혈관 질환 또는 몇 가지 위험 요소를 지닌 사람들은 입에 맞고 치료에 도움이 되는 몇 가지 식사 조절을 할 수 있다. 예를 들면, 과즙에 설탕과 젤라틴 등을 첨가하여 만든 샤베트를 저지방의 아이스크림에 대신할 수 있다. 얼거나 신선한 야채들이 나트륨 성분을 낮추기 위해 통조림 제품을 대신하여 사용되어야만 한다. 소금이 첨가되지 않은 많은 통조림 제품들이 판매되고 있다. 예방, 감시, 평가 그리고 고혈압 발생을 예방하는 식이요법(DASH)을 지지하기 위해서 Dietary Approaches가 출판되었다(**그림** 13-3).

1979년 미국의 DASH 연구자들은 혈압 140/90mmHg 이상의 고혈압환자 459명을 대상으로 환자가 평소 섭취하던 식단 섭취그룹, 과일과 야채가 풍부한 식단 섭취그룹, 섬유소, 포타슘, 마그네슘, 칼슘이 충분하고 붉은 색 육류, 당을 함유한 음료, 포화지방을 제한한 DASH(Dietary Approaches to Stop Hypertention) 식단 섭취그룹으로 분류하여 무작위로 배정하였다. 과일과 야채가 풍부한 식단을 섭취한 환자들은 혈압이 떨어졌지만 DASH 식단을 섭취한 환자들은 더욱 더 떨어졌다. DASH 식단을 섭취한 대상자는 8주 후 수축기 혈압은 평균 11.4mmHg, 이완기 혈압은 평균 5.5mmHg 강하효과를 나타내었다.

서구인들의 경우에는 식습관이 우리와 달라 지방을 제한하고, 섬유질의 섭취를 권장하는 DASH 식단(**부록 D** 참조)이 맞지 않아 많이 어려워하는데 반해 우리나라의 경우에는 소금과 지방 섭취를 일부 제한할 경우 DASH 식단과 거의 유사하기 때문에 상대적으로 적용하기가 쉬운 편이다(**표** 13-3).

✔ **심혈관 장애 대상자에게 하는 질문**

- 어제 무엇을 먹었습니까?

- 식사는 누가 준비합니까?

- 음식은 누가 구입합니까?

- 어떤 가전제품(냉장고, 냉동장치, 레인지, 오븐 등)을 집에서 이용할 수 있습니까?

- 일주일에 몇 번 통조림화 된 음식을 먹습니까?

- 냉동된 야채를 먹습니까?

- 냉동된 식사를 먹습니까? 어떤 종류입니까?

- 하루에 몇 번 식사를 하고, 언제 먹습니까?

- 칼로리가 제한된 식사나 다른 특별식을 합니까? 왜 합니까? 식사계획을 따릅니까?

- 당신은 약(심장 약, 이뇨제, 칼륨 보충 제, 혈압 약, 콜레스테롤을 낮추는 약)을 먹고 있습니까?

표 13-3 DASH 식단표(2000Kcal/day 섭취기준)

식품군	일일섭취횟수	1회분량	식품의 예	DASH 식단에서의 중요성

곡류	7~8회	빵 한조각
		시리얼 1oz(30g)
		요리된 밥, 파스타 1/2컵
			통밀빵, 영국식 머핀,
			  피타브레드, 베이글, 시리얼,
			  오트밀
				열량과 섬유질의 주 공급원

채소류	4~5회	요리하지 않은 잎채소 1컵
		요리된 야채 1/2컵
		야채쥬스 6oz
			토마토, 감자, 당근, 콩, 호박,
			  브로콜리, 순무, 콜라드, 케일,
			  시금치, 돼지감자, 완두콩, 고구마
				칼륨, 마그네슘 및
				  섬유질의 공급원

과일	4~5회	과일쥬스 6oz
		중간크기의 과일 1개
		신선, 냉동 또는
		통조림 과일 1/2컵
		말린 견과류 1/4컵
			살구, 바나나, 대추야자, 포도,
			  오렌지, 오렌지 주스,
			  그레이프프루트, 망고, 멜론,
			  복숭아, 파인애플, 자두,
			  건포도, 딸기, 감귤
				칼륨, 마그네슘 및 섬유질의
				  주 공급원

저지방
또는
무지방
유제품
	2~3회	우유 8oz, 요구르크 1컵,
		치즈 3/2oz
			탈지 또는 1% 저지방우유,
			  저지방 버터밀크, 무지방
			  또는 저지방 요구르트,
			  무지방 또는 저지방 치즈
				칼슘과 단백질의 주 공급원

육류,
가금류
및 생선
	2회 이하	익힌 고기, 가금류,
		생선 각 3oz
			지방이 적은 부위만을 고를것,
			  눈에 띄는 지방은 제거한다.
			튀기지말고 굽거나 찔 것
			닭고기는 껍질을 제거한다.
				단백질과 마그네슘의
				  공급원

견과류,
씨앗, 콩류
	주당 4~5회	견과류 1/3컵 또는 1½ oz,
		식물의 씨 1/2oz
		또는 2큰술
		익힌콩 1/2컵
			아몬드, 개암, 혼합견과류,
			  땅콩, 호두, 해바라기씨,
			  강낭콩, 렌즈콩
				열량과 칼륨, 마그네슘,
				  단백질 및 섬유질의
				  공급원

지방 및
유지류
	2~3회	식물성 기름 1작은술,
		저지방 마요네즈 1큰술
		연한 샐러드 드레싱 2큰술
			마가린, 저지방 마요네즈,
			  연한 샐러드 드레싱,
			  식물성 기름(올리브,
			  카놀라, 옥수수, 해바라기 등)
				DASH식단은 음식에
				  포함되었거나 첨가된
				  지방이 섭취 열량의
				  27%를 차지하도록
				  고안되었다.

설탕류	주당 5회	설탕 1큰술,
		레모네이드 8oz,
		젤리나 잼 1큰술
			메이플 시럽, 설탕, 젤리, 잼,
			  과일량을 첨가한 젤라틴,
			  캔디, 사벳
				지방 함량은 낮을 것

DASH(Dietary Approaches to Stop Hypertension) study, 미국립보건원, nhlbi.nih.gov, 2003

- 수입은 영양에 필요한 것들을 구매할 수 있습니까?
- 선호하는 음식 스타일은 어떤 것입니까?
- 짠 것, 단 것, 튀긴 것, 끓인 것 또는 구운 음식을 좋아합니까?
- 다리, 발 또는 손이 부어오릅니까? 야간 호흡곤란이 있습니까?
- 밤에 화장실에 가기 위해 일어납니까?
- 변비 혹은 설사를 동반한 문제가 있습니까?

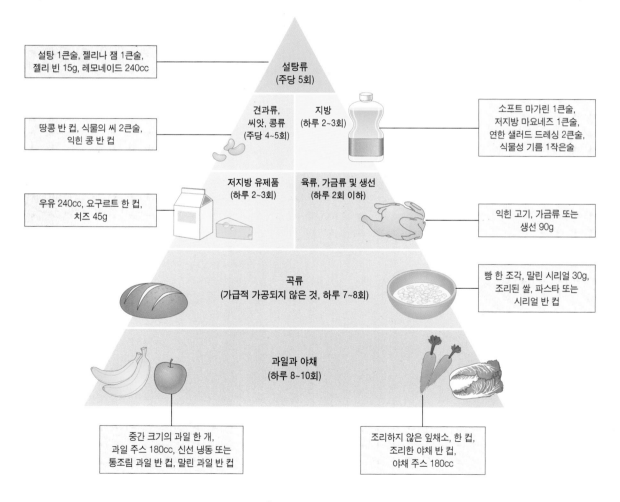

그림 13-3 DASH 피라미드

CHAPTER **14**

소화기장애와 영양

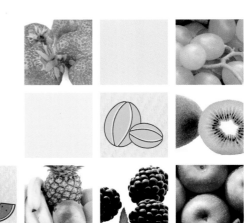

소화기계 사정

소화기계는 구강에서 항문까지 이르는 길이 9m의 소화관과 그 부속기관으로 구성되어 있다. 소화관은 구강, 인두, 식도, 위, 소장(십이지장, 공장, 회장) 및 대장(상행결장, 횡행결장, 하행결장, S상결장, 직장, 항문)으로 구성되어 있다(그림 14-1).

위장기관은 두 가지 중요한 기능을 한다. 즉 음식물의 물리적이고 화학적인 파괴와 소화된 영양소의 흡수이다. 일반적으로 소화관의 조절기전은 신경성, 근원성, 호르몬성 등의 세가지 기전으로 이루어진다. 신경성(neural) 조절은 자율신경계의 교감신경과 부교감신경의 지배를 받는다. 부교감신경이 흥분하면 소화관의 운동과 소화액의 분비가 촉진되며, 교감신경이 흥분하면 소화관의 운동과 소화액의 분비가 억제된다. 근원성(myogenic) 조절은 소화관을 구성하는 평활근 세포들이 전기적 저항이 낮은 간극결합을 통해 연결되어 전기적 흥분이 여러 세포로 전달된다. 소화관 근육의 어느 부위에서 활동전압이 발생하든지 근육의 모든 방향으로 전기적 흥분이 전달된다. 호르몬성(hormonal) 조절은 먼저 소화관에서 가장 대표적인 호르몬인 가스트린(gastrin), 세크레진(secretin), 콜레시스토키닌(cholecystokinnin), 위 억제 펩티드(gastric inhibitory peptide), 소마코스타딘(somatostadin) 및 모틸린(motilin)에 의해 이루어진다. 소화관의 내분비세포들은 점막의 상피세포 사이에 산재되어 있으며 위, 소장 및 췌장의 내분비세포를 GEP(gastroenteropancreatic) 세포라고 부른다.

위는 하루 1,500~3,000ml의 위액을 분비하며 주요 분비액은 염산, 펩신, 점액이다. 소화 효소로는 탄수화물 소화에 구강에서 타액과 타액 아밀라아제, 소장에서 췌장 아밀라

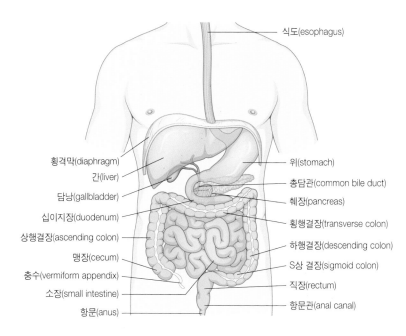

그림 14-1 소화관과 부속기관

아제, 수크라아제, 락타아제, 말타아제가 있고, 단백질 소화에는 위에서 펩신, 소장에서 트립신, 펩티디아제가 있으며, 지방분해 요소로는 소장에서 담즙산염, 리파아제 등이 분비된다. 또한 내인성 요인에 의해 위선에서 비타민 B_{12}를 흡수한다.

건강한 삶과 위장장애의 위험을 줄이기 위해서 곡물, 신선한 과일 그리고 야채를 포함한 균형잡힌 식사를 하도록 한다. 소화를 용이하게 하기 위해 소량씩 잦은 식사를 하고 패스트푸드를 적게 먹는다. 그러한 식품들은 지방과 나트륨 성분이 높은 편이다. 만약 비만하다면, 체중감소를 위해 의학적 관리를 이용한다. 담배를 끊고 매년 내과 검진을 받으며 영양 상태를 평가해야 한다.

소화

음식물의 소화는 탄수화물의 소화를 일으키는 알파 아밀라아제와 만나는 입에서 시작한다. 음식은 식도를 통해서 위로 이동된다. 음식물이 위에 들어오면 소화액과 섞이고, 그런 다음 일부 소화된 음식(유미즙)은 유문을 통해서 소장의 일부인 십이지장으로 보내어진다. 소장은 십이지장, 공장, 회장 세 부분으로 나뉜다.

연동운동(세로근육의 수축)이라고 불리는 과정은 소장을 따라 유미즙을 이동시키고, 환상근의 수축(haustral segmentation)은 유미즙을 섞는다.

십이지장에서 유미즙의 존재는 간과 담낭으로 하여금 담즙을 운반하게 하고, 이로 하여금 Oddi의 괄약근이라고 불리는 통로를 통해서 소화효소를 운반하게 한다. 간에서 생성된 담즙은 지방을 소화하고 흡수하기 위해서 필요하다. 담즙의 산도는 알칼리성으로 유미즙을 중성화시키고, 췌장과 장효소로 하여금 단백질이나 탄수화물 및 당을 소화하도록 돕는다.

흡수는 장벽에서 일어나며, 그 이상의 물질대사가 간에서 발생한다. 무기질과 수용성 비타민은 능동적이거나 수동적인 이동에 의해 소장을 통해서 흡수된다. 주로 당, 아미노산 그리고 지방이 십이지장과 공장에서 흡수된다.

대장에는 맹장, 충수, 결장(상승부위, 횡단부위, 하강부위, S자형 만곡부), 직장과 항문 도관 등 여러 부분이 있다. 대장의 중요기능은 물과 전해질을 흡수하는 것이다. 소화의 세가지 부속 기관에는 간, 담낭, 췌장이 있다.

간은 가장 큰 기관이며, 하루 당 최대 700~1200ml/일(day)의 담즙을 분비한다. 담낭이 cholecystokinin에 의해 자극될 때, 담낭은 수축하여 담관을 통해 담즙을 분비한다. 췌장은 글루카곤과 인슐린이라 불리는 두 개의 호르몬을 생산하는데, 그것은 포도당의 대사를 돕는다. 췌장은 또한 단백질, 탄수화물 그리고 지방의 소화를 돕는 몇 개의 효소(트립신, 키모트립신, 카르복시펩티다아제, 알파 아밀라아제, 리파아제)를 분비한다.

배변은 배설물로 인해 직장이 확장될 때 발생한다. 결장에는 많은 세균들이 있는데, 주로 박테로이드, 클로스트리디아, 대장균, 유산균 등이다.

소화기계 질환과 치료

변비

변비(constipation)는 배변의 비정상적인 빈도 또는 비정상적으로 딱딱한 변을 보는 것 또는 양쪽 모두 해당되는 상태를 말하며 노인들에서 흔히 발행한다. 변비의 위험요인은 당뇨나 갑상선기능저하증, 다발성경화증, 파킨슨병과 같은 기능적 장애, 마약성 진통제, 항콜린성 약물, 항우울제, 항경련제와 같은 약물, 탈수 및 식이섬유 부족, 혼돈과 지남력 장애 부동성 등이 있다.

변비를 일으키는 요인 중 하나는 식사이다. 통곡류, 생과일 그리고 야채와 같은 섬유소와 식이섬유의 섭취량을 증가시키는 것이 중요하다. 수분 섭취는 매일 2,000~3,000ml 섭취하도록 한다. 매일의 규칙적인 운동과 배설을 하기 위한 시간을 정하는 것이 중요하다.

일부 사람들에게 있어, 특히 그 사람의 생리활동을 저해하는 항콜린성 항우울제를 먹고 있다면, 우울증은 변비를 야기시킬 수 있다. 또한, 제산제나 마취제와 같은 약들도 변비의 위험을 증가시킬 수도 있다.

설사

설사(diarrhea)는 잦은 배변과 수분의 손실을 수반한다. 설사는 급성이거나 만성적일 수 있고 탈수, 전해질 불균형, 산독증 그리고 체중의 감소를 초래할 수 있다. 설사의 위험요인으로는 박테리아, 바이러스, 기생충과 같은 감염, 음식 알레르기와 같은 과민성 반응, 궤양성 대장염, 크론병과 같은 자가면역질환 등이 있다. 항생제, 이뇨제, 항고혈압제 그리고 완하제와 같은 일부의 약들은 설사를 일으킬 수 있다. 설사 관리는 수분과 전해질 불균형 예방, 증상 조절, 가능하다면 원인 치료 등이 포함된다. 구강을 통한 수분 보충은 이온음료가 적절하다.

위 식도 역류 질환

위 식도 역류질환(gastroesophageal reflux disease, GERD)은 낮은 식도 괄약근의 이완 때문에 위에서 식도로 유미즙이 역류되는 현상이다. 위 식도 역류질환은 식사 후에 1~2시간 내에 발생하기가 쉽다. 일부 사람들에게는 역류성 식도염으로 알려진 염증성 반응으로 나타날 수도 있다.

식도염의 쓰라림에 영향을 미치는 세가지 요소로는 위내용물의 성분, 수축시간의 길이 그리고 산에 대한 조직의 저항력이 있다. 구토, 기침, 자세를 높이거나 굽히는 것과 같은 움직임은 복부의 압력을 증가시키고, 역류성 식도염 발병의 원인이 될 수 있다. 사람들은 위 식도 역류질환을 경감시키거나 없애기 위해 그들의 생활방식을 평가할 필요가 있으며, 체중의 감소와 금연은 그 증상을 줄일 수 있다. 제산제는 위의 내용물을 중화시킬 수 있다. 약은 산 분비를 줄이고 궤양 조직을 보호하고, 식도괄약근의 자동성과 위가 비워지는 비율을 둔화시킬 수 있다.

위식도 역류질환 관리법

- 자기 전에 군것질을 하지 말고 식사 후 드러눕지 않는다.
- 침상머리가 발치보다 높게 유지한다.
- 소식을 하고 식사 중에 수분을 섭취하지 않는다. 위가 팽창하면 하부 식도 괄약근에 압력을 가할 수 있다.

- 위산 분비를 증가시키는 초콜렛, 지방질, 페퍼민터, 커피와 차를 제한한다.
- 담배와 알코올은 하부 식도 괄약근을 이완시킨다.
- 몸을 앞으로 굽히지 말고, 꽉 조이는 옷을 입지 않는다.
- 비만은 복부압력을 증가시킴으로 체중을 감량하도록 한다.
- 식도염이 발생하였을 때는 식도에 자극하는 감귤, 주스, 토마토 제품, 후추, 매운 음식, 탄산음료, 매우 뜨겁거나 찬 음식을 피한다.
- 식도점막을 손상시킬 수 있는 비스테로이드 소염진통제(NSAIDs)의 사용을 피한다.

식도열공 탈장

식도열공 탈장(hiatal hernia)은 횡격막을 통해 위 상부의 일부분이 돌출된 것을 의미한다. 식도열공 탈장은 기침, 구부림, 조이는 옷, 복수 또는 임신과 같은 복강내의 압력을 증가시키는 요인에 의해 악화될 수 있다. 식도열공 탈장을 지닌 사람들은 종종 역류, 연하(嚥下)장애, 가슴 쓰림, 식도통증을 호소하기 때문에 진단 시에 심근경색과 구분되어야 한다. 사람들은 조금씩 자주 식사를 하고, 식사 후에는 눕는 자세를 피해야 하며, 체중의 감소를 권장한다. 꼭 죄는 옷은 피해야 한다. 제산제는 염증을 줄여 준다.

콜린억제성의 약은 위를 비우는 것을 지연시키기 때문에 식도열공 탈장을 치료하기 위해 사용되지 않는다. 일부 사람들은 반좌위로 잠을 자는 것으로 효과를 볼 수도 있다.

소화성 궤양

소화성 궤양(peptic ulcer)은 식도, 위 또는 십이지장의 보호점막의 배열에 분열이 있을 때 발생한다. 궤양은 급성이거나 만성적일 수 있다. 점막의 배열이 깨졌을 때, 하부점막 부위는 위 분비물과 소화작용에 노출된다. 표면적인 궤양형성은 근육점막에 침범하지 못하는데, 이를 미란이라고 한다.

혈관 손상, 출혈 그리고 장벽에 생길 수 있는 천공은 궤양이 근육점막을 통해 확대될 때 발생할 수 있다.

알코올과 니코틴 사용 그리고 비스테로이드성 항염증성 제제약(NSAIDs)의 만성적인 사용과 같은 생활방식들은 소화성 궤양증 발병의 원인이 된다. 또한, 이전의 helicobacter pylori 전염 또한 위험한 인자이다.

소화성 궤양질환에 대한 영양학적 제안들

- 현재, 소화성 궤양을 지닌 사람들이 제한된 식이요법을 따르는 것을 권장하지 않는다.
- 규칙적으로 잘 균형 잡힌 식사를 하도록 한다. 특히 많은 양의 음식을 피하고, 특히 잠자리에 들 시간에 스낵 류 섭취를 줄인다.
- 우유는 위산의 분비를 자극하기 때문에 많은 양을 먹지 않는다. 그리고 유당은 복부의 통증, 가스 그리고 설사를 증가시킬지도 모른다.
- 음식 양념은 개인의 인내심에 따라 조절 될 수 있다. 그러나 고추, 고춧가루, 검은 후춧가루는 보통 권장되지 않는다.
- 구연산액은 조심스럽게 사용하도록 한다.
- 알코올, 니코틴, 카페인, 아스피린 그리고 NSAIDs를 피한다.
- 편안한 환경에서 천천히 식사하도록 한다.

십이지장 궤양

십이지장 궤양(duodenal ulcer)은 인구의 10~15%에서 나타난다. 십이지장 궤양은 혈액형이 O형인 젊은 사람들에게 많이 나타나고, 남자와 여자에게 동일하게 영향을 미치는 경향이 있다. 궤양은 봄과 가을에 종종 재발하는 경향이 있다. 십이지장 궤양의 합병증은 장폐색, 천공, 출혈, 토혈증 그리고 혈변을 포함한다. 게다가 점막의 중탄산염 분비, 산과 펩신의 과다분비 그리고 빠른 위 비움을 저해시킬지도 모른다. 위험 인자는 H. pylori(주요한 원인), NSAIDs의 사용 그리고 흡연 등이 있다.

십이지장 궤양을 지닌 사람들은 식사 후에 약 30분에서 2시간까지 상복부 부위에서 만성적으로 나타나는 간헐적인 통증을 경험한다. 통증은 한밤 중에 나타나서 아침이 되어야 사라지는 경향이 있다. 통증은 음식의 섭취와 제산제에 의해 재빠르게 경감된다. 치료제로는 제산제와 산의 분비를 억제하는 약(시메티딘) 등이 있다. 수크럴페이트와 아교질의 비스무스 그리고 항생제와 같은 궤양 보호제 또한 유용하다.

과민성 대장증후군

과민성 대장증후군(irritable bowel syndrome)을 겪는 사람들은 드문 복통과 설사에서부터 매일 나타나는 설사와 변비의 배변습관을 동반한 고통에 이르는 증상을 경험한다. 정확한 원인은 알려져 있지는 않지만, 특히 지방이나 초콜렛, 알코올, 콩 그리고 탄산음료와 같은 식사에서의 어떤 음식들은 상태를 더 악화시키는 것으로 알려져 있다. 치료는 식이요법의 수정과 생활방식의 변화를 포함한다.

과민성 장증후군을 지닌 사람들에 대한 장의 영양상태를 높이고, 보호에 대한 제안들

- 충분한 칼로리를 섭취한다(약 2500~3000kcal/일(day)).

- 식사에서 단백질을 늘린다(약 100g/일(day)).
  - 권장되는 음식은 달걀, 고기 그리고 치즈이다.

- 무기질과 비타민, 특히 아연, 비타민 B(티아민, 리보플라빈, 니코틴산, 아스코르브산), 아연, 칼륨을 늘린다.

- 만약 협착증 또는 개인적인 과민증이 없다면 통곡류, 과일 그리고 야채 섭취를 권장한다.

- 양배추, 싹 양배추, 브로콜리, 순무, 무 그리고 콩과 같은 가스가 발행하는 음식에 주의하도록 한다.

- 전체 지방 섭취를 줄이도록 한다.

- 카페인, 니코틴 그리고 알코올을 줄이거나 제한한다.

- 과식, 과도한 음료수 섭취(특히 탄산음료들) 그리고 껌 씹기 등을 피한다.

- 장 질환증후군의 원인이 되는 식습관을 바꾸도록 한다.
  예를 들면, 스트레스 받는 환경에서 빨리 먹는 것을 피한다.

- 최근 식습관의 변화가 있었습니까?

- 먹는 음식의 유형을 최근에 바꿨습니까?

- 체중의 변화를 최근에 느꼈습니까?

- 다음의 증상(가슴 쓰림, 역류, 상복부의 통증) 중 어떤 것을 경험하였습니까?

크론병

크론병(Crohn's disease)은 대장과 소장 둘 다에 영향을 미치는 염증성 장애이다. 그것은 좀처럼 역류를 동반하거나 직장암의 발병을 초래하지도 않는다. 사람들의 10~20%가 상당한 유전적 성향을 지닌다. 면역인자, 흡연, 음식물의 재료 그리고 정상식물의 일부가 아닌 세균은 원인이 되는 요소일지도 모른다. 크론병을 지닌 사람들은 종종 설사; 오른쪽 아래에 통증; 체중 감소; 빈혈증; 엽산, 비타민 D의 흡수와 칼슘의 결핍을 겪는다. 단백질 손실은 저알부민혈증을 초래할 수 있다. 병에 걸린 사람들은 대장암에 대한 높은 위험이 있다. 크론병의 치료는 보통 설파제, 스테로이드, 살리실산염 그리고 광역 항균 스펙트럼의 항생제를 이용한다.

게실

게실(diverticular)은 결장벽 점막의 헤르니아를 의미한다. 게실증은 고령자에게서 가장 흔하게 발생한다. 가장 흔한 부위는 S상결장이다. 증상으로는 하복부의 심한 고통, 설사, 변비, 팽만감 그리고 헛배 부름 등이 있다.

감염으로 인하여 농양, 열, 백혈구 증가 그리고 아래쪽 좌측의 민감함 등이 나타난다. 합병증으로는 출혈, 복막염, 장 폐색, 누관 형성 등이 있다. 사람들은 종종 고섬유식을 섭취함으로써 증상을 완화시키기도 한다.

담낭장애

담낭염은 담낭의 염증을 의미하고, 담석증은 담석의 형성을 의미한다. 담석증은 인구의 10~20%에서 나타난다. 담석 형성의 위험 인자는 비만; 중년; 여성; 미국인 인디언 조상; 그리고 담낭, 췌장 그리고 회장질환 등이 있다. 종종 담석증을 지닌 사람들은 복부의 통증, 황달, 가슴 쓰림, 헛배 부름, 상복부의 불편함, 음식물 과민증(특히 지방과 양배추에 대한)을 경험한다. 담석은 담낭이 팽창되고 담관에 염증을 일으키도록 할 수도 있다. 압력은 통증을 초래하고 출혈, 허혈, 괴사, 천공을 발생시킬 수 있다. 대부분의 사람들은 열, 백혈구 증가, 반복되는 민감함 그리고 복부 근육의 긴장을 겪을 것이다. 진단 상으로 통증은 췌장염, 심근경색 그리고 오른쪽 신장의 급성 신우신염과는 틀림없이 다르게 나타난다. 담낭질환의 치료는 통증조절을 위한 진통제, 세균감염을 관리하기 위한 항생제 그리고 외과적 절제술이 있다.

담석증은 짧은 시간에 체중감량을 한 사람들이 비만한 사람보다 담석발생의 위험이 더 높다. 최저 칼로리 식이는 섭취한 음식 중 지방량이 너무 적어서 저장된 담즙을 비울 만큼 담낭을 수축 시킬 수 없어서 담석형성의 원인이 된다고 추정된다. 담낭의 정상적인 수축을 위해서는 약 10g 정도의 지방이 들어 있어야 한다.

담낭장애의 관리법

- 담석증과 담낭염은 통증이 없을 경우는 증상이 거의 없기 때문에 불편감을 없애는 것이 영양요법의 주 목적이다.
- 담낭염은 저지방 식이가 권장된다.

- 급성 통증 시는 금식을 하면서 정맥으로 수액을 공급하고 식이는 환자의 적응에 따라 진행하고 가스를 생성하는 채소를 제외한 저지방 식이가 추천된다.

- 만성적인 담낭염은 튀긴 음식, 지방성 육류와 같이 지방과 에너지를 줄인 식이를 섭취하게 한다. 탄수화물은 적당한 섭취를 권한다.

소화기 장애 대상자의 영양을 향상시키기 위한 방법

건강한 삶과 위장질환의 위험을 줄이기 위한 가장 중요한 요소는 곡류, 신선한 과일 그리고 야채를 포함한 균형있는 식사를 하는 것이다. 조금씩 자주 식사를 하는 것은 소화를 촉진시킨다. 패스트푸드는 많은 양의 지방과 나트륨을 포함하고 있기 때문에 섭취를 줄이는 것이 중요하다.

　비만한 사람들은 체중을 줄이기 위해 의료관리를 받을 필요가 있으며, 담배를 끊는 것을 장려해야 한다. 개인과 가족의 위험 요소를 규명하여 효과적으로 관리하여야 한다.

　영양부족을 막기 위해 기초적이고 잘 균형 잡힌 식이요법, 운동, 체중관리 그리고 스트레스 관리를 장려해야 한다. 또한, 장 질환증후군을 유발시키는 음식을 피하고, 매년 내과 점검과 영양 상태를 검토하는 것이 중요하다.

✔ **소화기 장애 대상자에게 하는 질문**

- 지난 24시간 동안 당신의 음식섭취에 대해 설명하십시오.
  이것이 당신 식사의 전형적인 형태입니까?

- 섬유소와 식이섬유의 소모에 대하여 설명하십시오.

- 현재 식사, 소화 그리고 배설과 관계한 어떤 문제점을 겪고 있습니까?

- 식사, 소화 그리고 배설과 관계한 문제점으로 진단받은 적이 있습니까?

- 배설 습관에 대하여 말하십시오. 당신은 어떤 점에 대하여 걱정이 됩니까?

- 장의 움직임이 있을 때, 혈액이나 점액이 느껴집니까?

- 완하제, 이뇨제, 제산제, 아스피린 그리고 NSAIDs와 같은 약을 먹고 있습니까?

- 현재 먹고 있는 약 중에 처방전을 받은 약품(예: 이뇨제, 항고혈압제, 항생제)의
  목록을 작성하십시오.

- 현재 또는 과거에 오랜기간동안 어떤 약을 먹은 적이 있습니까?

- 현재 또는 과거에 우울증에 대한 치료를 받은 적이 있습니까?

- 만약 그렇다면, 얼마나 오랫동안 치료를 받았습니까?
  우울증에 대한 어떤 약을 먹었습니까?

일상생활은 어떻습니까?

- 일어나는 시간 _____

- 잠자는 시간 _____

- 운동의 종류 _____

- 일하는 동안 수반하는 행동 유형(예: 앉기, 서기)_____

  _____

- 잠자는 장소와 방법 _____

  _____

- 담배를 피웁니까? 만약 그렇다면, 몇 개나? _____

- 술을 마십니까? 만약 그렇다면, 얼마나 많이?_____

- 카페인 섭취는 어떻습니까(예: 커피, 소다수, 초콜릿)?_____

  _____

　　가족들 중에서 소화기 장애(구토, 설사, 변비, GERD, hiatal 탈장, 궤양증, 십이지장 궤양, 염증성 장질환, 크론병, 게실병, 담낭질환)로 인해 치료받은 적이 있는 사람이 있습니까?

건강한 삶을 위한 조절

　　특별한 소화기 질환으로 진단받은 사람들을 위한 제안들이 포함된다.

CHAPTER 15

신장과 비뇨기장애의 영양

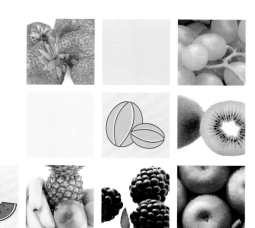

신장 및 비뇨기계 사정

신장(kidney)은 제1요추에서 제4요추 사이에 위치하는 좌, 우 한쌍의 후복막 장기(retroperito-neal organ)이다. 오른쪽 신장이 간 아래에 있어 왼쪽 신장보다 조금 낮게 위치하고 있다. 신장 두 개의 무게는 약 260g으로 체중의 0.5% 정도이며, 심박출량의 20~25%를 처리한다. 신장의 크기는 길이가 약 12cm, 폭이 5~7.5cm, 두께 2.5cm이다. 신장 주변에는 지방과 결합조직이 있어 신장을 지지하며, 외부 충격을 흡수해 신장을 보호한다.

요관(ureter)은 신장 아래쪽의 좁아지는 부분에서 시작하여 방광에 이르며 소변을 운반한다. 요관의 길이는 성인에 있어서 25~35cm이고, 직경은 0.2~0.8cm이다. 요관에는 판막 기능을 하는 장치가 있어서 방광이 압박되더라도 방광내 요가 요관으로 역류하는 것을 방지한다.

방광(bladder)은 치골 결합 뒤쪽 골반 속에 들어 있는 근육성 주머니이다. 방광저에는 3개의 구멍이 있는데, 하나는 앞쪽에 있는 요도의 개구부이고, 두 개는 후외측에 있는 요관의 개구부이다. 요의는 성인의 경우 150~200ml, 아동은 50~100ml 보유하면 요의를 느끼게 된다. 방광은 500~800ml까지 소변을 보유할 수 있다.

요도(urethra)는 방광의 바닥에서부터 신체 표면까지 연결되어 있다. 여성의 요도는 길이가 약 4cm이며, 남성의 요도는 약 20cm이다. 특히 여성의 요도는 길이는 짧아서 요로감염이 일어나기 쉽다(**그림 15-1**).

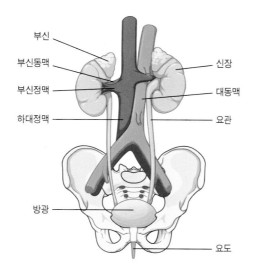

부신
부신동맥
부신정맥
하대정맥
신장
대동맥
요관
방광
요도

그림 15-1 신장 및 비뇨기계

- 신장은 몇 가지 기능을 수행한다. 소변을 만들기 위해서, 혈액과 체액의 여과기로서 작용하며, 구성성분의 농도를 조절하고, 몸의 대사 산물을 배뇨한다.

- 폐와 함께 신장은 혈액의 pH를 조절함으로써 항상성을 유지한다.

- 혈압 또한 레닌-엔지오텐신-알도스테론 피드백 절차와 체액량의 재흡수를 통해서 조절된다.

- 신장의 기능적 단위는 네프론이며, 정상 신장 안에 있는 네프론 중 2,400,000개가 매일 약 1000~1500ml의 소변을 방출한다.

- 신장 질환은 감염, 폐색, 다른 질환, 환경체로의 노출, 유전적 결함과 같은 다양한 이유로 발병할 수도 있다.

신장 질환은 급성 또는 만성적인 신장 기능부전, 복막 또는 혈액투석을 필요로 하며 사구체 신염, 신장 증후군 그리고 결석을 초래할 수 있다.

영양과 신장질환

신장은 배설 기능과 에리스로포이에틴(적혈구 형성을 자극하는 요소)의 생성, 비타민 D(칼슘 인 비율을 유지하기 위해 필요한)의 활성화가 일어나기 때문에, 이 기관에서 변화가 있을 때 영양학적 요소들을 고려해야 한다.

단백질 대사에서 나오는 과다한 질소는 보통 요소로 배출되고 단백질 과다섭취는 결함이 있는 신장을 혹사시킬 수 있기 때문에 관리되어야 한다.

부종과 울혈성 심부전증을 일으킬지도 모르는 체액정체와 체액과다 때문에 소듐 섭취 또한 평가할 필요가 있다.

칼슘 과다와 축적은 신장 결석의 발병과 연관이 있다. 신장질환을 지닌 환자를 간호하는데 식이관리가 중요한 역할을 한다.

신장과 비뇨기계 질환과 치료

급성 사구체신염

급성 사구체신염(acute glomerulonephritis)은 대부분 호흡기나 피부 감염이 있은 후 2~3주 정도 지나서 발병한다. 감염 후 사구체 신염은 주로 소아에게서 발생하며, 95% 정도가 완전히 회복된다.

성인에서도 가끔 발생하며, 약 30%는 만성 신부전으로 진행된다. 면역성 질환으로 특별한 전염성의 위험요인은 없다. 식이는 고 탄수화물, 저 단백질 식이가 제공된다. 단백질을 제한하는 정도는 소변을 통해 배설되는 단백질량에 따라 정해진다. 염분은 부종의 정도에 따라 제한된다. 수분섭취량은 요배설량을 기초로 결정된다.

신우신염

신우신염(pyelonephritis)은 급성과 만성의 두가지 형태가 있고, 숙주의 저항력이 감소되어 발생되는 원발성 질환이지만 다른 곳의 감염과정이 파급되어 나타나기도 한다. 급성 신우신염은 경과가 짧지만 감염과 재발이 빈번하므로 충분히 치료를 받아야 한다. 고열, 오심, 구토가 있는 경우 수분공급을 충분히 하고 통증조절 약물 및 항생제를 투여한다.

요도염

요도염(urethritis)은 요도의 염증으로 급성 감염처럼 갑자기 발생할 수 있고, 만성으로 발병할 수도 있다. 원인은 세균의 침습, 거품 목욕, 스프레이, 살정제 젤리 등이며 성병의 하나일 수도 있다. 치료는 원인을 제거하고 항생제를 투여하고 국소적으로 도포하는 것이며, 좌욕이 증상 완화에 도움을 준다. 성교는 모든 증상이 없어질 때 까지는 피한다.

신결석

신결석(renal calculi)은 신장요로계의 어느 부위나 결석이 형성될 수 있지만 가장 흔하게 발생하는 부위가 신장이고 이를 신결석이라고 한다. 신장 요로계에 생긴 결석은 보통 증상은 없지만 요로를 따라 내려오면서 손상을 입히거나 막히면서 극심한 통증을 유발한다. 요로결석의 약 73%가 인산칼슘(calcium phosphate)이나 수산화칼슘(calcium oxalate)과 같은 칼슘을 내포하고 있고 나머지는 요산(uric acid), 아미노산(struvite), 시스틴(cysteine)결석 등도 있다. 결석형성 예방을 위해 차, 커피, 포도주, 맥주, 물 등의 수분섭취를 증가시키고 결석의 위험을 증가시키는 사과와 포도주스 섭취를 제한한다(**표 15-1**).

 표 15-1　신장 결석증

결석 화학적 성질	식이요법 조절	소변의 pH
칼슘	저 칼슘(800mg): 칼슘 제한	산성
인산염	저 인산염(1000mg): 우유, 치즈, 달걀, 콩, 호두 제한	산성
수산염	저 수산염: 차, 초콜렛, 호두, 시금치, 콜라, 콩 제한	산성

요산, 시스테인 그리고 스트루바이트로 구성된 신장결석은 식이요법 조절로 큰 효과를 얻을 수 없다.
칼슘 수산염과 칼슘 인산염으로 구성된 결석은 치료와 식이요법으로 조절이 가능하다.

방광염

방광염(cystitis)은 방광벽의 염증으로, 주로 상행성 세균이 원인이다. 방광염의 가장 흔한 원인균은 E-coli균이며 여성 요로감염의 90%가 해당된다. 여성은 성관계로 인한 방광감염의 위험도 높은 편이다. 치료 및 예방은 성교 전 잘 씻고, 성교 후 배뇨를 하도록하는 것이다. 매일 3,000ml 이상 수분을 섭취하고, 요를 산성화시키는 크랜베리 주스를 권장한다(**표 15-2**).

 표 15-2　요산도 조절 식이

요산도	식품
산성식이	고기, 육류, 달걀, 치즈, 귤, 건포도, 크랜베리 주스
알칼리식이	우유, 채소, 과일(귤, 건포도 제외)
중성식이	설탕, 커피, 차

신장 질환의 영양치료

신장 질환의 치료는 개별화되어야 하며, 영양 치료가 수반되어야 한다. 궁극적인 목표는 신장 조직의 작업량을 줄이는 것과 동시에, 최적의 영양 상태를 유지하고자 하는 것이다. 약물 복용 또는 구토와 설사; pH 조절; 수화 유지; 그리고 단백질 대사를 줄이는 것과 전해질의 불균형을 조절함으로써 이루어질 수 있다.

단백질은 크레아틴 제거에 의해 0.5~0.6g/kg/일(day)로 종종 제한하거나 건강 관리자에 의해 조절된다. 만약 식사에서 단백질 함량이 20g/일(day) 이하이면, 신장의 불충분한 처리과정을 지연시키기 위해 필수 아미노산을 보충할 수 있다. 수분이 제한될지라도, 그것은 종종 소변의 배설과 관련이 있을 수 있다.

칼로리 섭취는 환자에 따라 다양하지만, 보통 약 300~400g의 탄수화물과 저단백식품으로 구성하고, 에너지를 공급하기 위한 75~90g의 지방을 보충하여, 2000~2500kcal/일(day) 정도로 공급한다. 일반적으로 소듐은 500~2000mg/일(day)까지 그리고 포타슘은 약 1500mg/일(day)까지로 제한된다.

소듐을 제한하면 부종을 관리하기 쉽다. 만약 부종 때문에 이뇨제가 처방되었다면 포타슘이 크게 손실되므로 대상자가 포타슘이 풍부한 식품을 섭취하도록 권장한다.

칼슘 보충제와 종합비타민은 건강 관리자의 관리 하에 처방전을 받고 복용하는 것이 좋다. 환자들은 건강 보조식품을 구입하는 것에 주의해야만 한다. 왜냐 하면, 만약 FDA에 의해 규제된 것이 아니라면, 성분과 효과가 입증되지 않았을 경우가 있기 때문이다.

건강한 삶을 위한 변경

앞에서 거론되었듯이 치료를 목적으로 한 신장의 식이요법은 제한적일지 모른다. 뼈의 영양장애와 뼈에서 칼슘의 손실과 같은 과정은 장기적인 신장 질환에 대한 피할 수 없는 합병증일지도 모른다. 그러나 이러한 증상들은 처방된 제안을 따름으로써 지연될 수 있다.

단백질은 가장 중요한 고려사항이고, 보통 식사 중 가장 가격이 비싼 식품이다. 그러므로 단백질 성분이 충분할지라도 필수아미노산을 섭취해야 하기 때문에 신중한 식이 계획이 필요하다. 전문가 또는 영양사와의 상담이 필요하다.

결석인 경우 수분섭취를 증가시키도록 한다. 인산칼슘 결석인 경우, 칼슘과 비타민 D를 강화시키는 음식은 제한하고 고기, 생선, 가금류, 곡류 등 산성식품의 섭취를 증가시킨다. 수산칼슘결석인 경우에는 콩, 시금치, 녹차 등 수산이 많이 함유된 식품을 제한한다.

요산, 시스테인 그리고 스트루바이트로 구성된 신장결석은 식이요법 변경에는 반응하지 않는다.

식단에서 염분을 줄이는 방법

- 소금에 민감한 미뢰는 신맛에도 민감하다. 식탁에 소금대신 레몬조각을 놓아둔다. 소금이 필요할 때는 음식에 레몬즙을 뿌린다. 조리할 때도 소금대신 라임 주스, 레몬 주스, 식초, 라이트 솔트를 사용한다.
- 신선, 냉동, 통조림을 막론하고 채소를 구입할 때는 무염 제품을 고른다.
- 고기, 가금류, 생선 등은 통조림이나 가공된 것보다 신선 식품을 사용한다.
- 요리와 식사때는 허브나 향신료 또는 무염 조미료를 사용한다.
- 쌀, 파스타, 핫 시리얼을 조리할 때 소금을 사용하지 않는다. 인스턴트 또는 양념이 된 쌀, 파스타, 시리얼 믹스는 물론 치즈, 피클, 올리브 등 소금이 들어있는 다른 음식도 피한다.
- 간편식은 저염 제품을 고른다. 냉동 식품, 포장된 믹스 제품, 스프나 고기국물 통조림, 샐러드 드레싱을 피한다.
- 콩이나 참치 등의 통조림 제품은 물에 한번 씻어 염분을 줄인다.
- 가능한 저염 또는 무염 제품을 고른다.
- 아침대용 시리얼도 저염 제품을 고른다.
- 스낵은 과자류 대신 야채나 과일을 택한다.

✔ 신장 질환자에게 하는 질문

- 식이 계획을 가지고 있습니까? 계획을 어떻게 세웠습니까?
- 영양사를 만난 적이 있습니까?
- 누가 식품을 구입했습니까?
- 누가 음식을 준비했습니까?
- 음식을 준비하고 저장하기 위해, 당신의 집에서는 어떤 시설을 이용할 수 있습니까?
- 식사 계획은 입에 맞거나, 맛있습니까?
- 계획표를 어겼습니까? 만약 그렇다면, 어떻게 당신에게 더 적절하게 작성될 수 있을까요?
- 당신이 섭취하고 배설한 것을 기록합니까?
- 얼마나 자주 혈액 검사를 합니까?
- 얼마나 자주 당신의 건강 관리자를 만났습니까?
- 당신은 혈압을 관리합니까?

CHAPTER 16

근골격장애와 영양

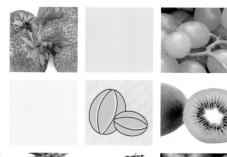

근골격계 사정

근골격계는 다양한 결체조직과 신체의 기능에 관여하고 있는 골, 근육, 연골, 인대와 관절로 구성되어 있다. 근골격계는 생리적으로 움직임과 자세 변화를 가능하게 해주며, 신체의 다른 조직을 지지한다.

뼈(bone)는 신체조직의 내부골격을 이루며 성장, 적응, 재생이 이루어지는 조직이다. 뼈대는 다른 결합조직에서 발견되는 것과 유사한 교원질로 형성되어 있다. 교원질은 몸을 뻗고 뒤틀 때, 경고성을 제공하고 염류는 뼈가 압박에 저항하도록 해준다.

관절(joint)은 뼈를 연결하고, 인대(ligament)는 섬유성 결합조직으로 관절과 뼈를 연결하며 움직이는 동안 안정감을 준다.

골격근은 많은 근섬유(muscle fiber)로 구성되어 있고, 근막이라는 섬유성 결합조직으로 싸여있다. 골격근은 섬유결합으로 된 건으로 각 뼈에 잘 고정되어 있다. 움직임의 원동력은 골격근 근육의 수축이다.

미국인들은 운동과 신체 컨디션에 더 많은 관심을 갖게 되었다. 개개인의 프로그램이 다를지라도 모두 최적의 건강을 유지하기 위한 영양 섭취에 관심을 갖는다. 종종 체중 감소는 역시 운동의 목표이다. 그러므로, 칼로리 섭취는 관찰 또는 감소될 수 있다.

에너지원

탄수화물은 몸의 주된 에너지원이다. 간과 근육세포에 저장된 혈액 포도당과 글리코겐은 필요한 당을 공급한다. 복합 탄수화물은 단당류보다 더 효과적이다. 왜냐 하면, 물질

대사하는데 더 오래 걸리기 때문이다. 탄수화물에 대한 에너지 적정 섭취비율(Acceptable Macronutrient Distribution Ranges: AMDR)은 하루 칼로리 섭취의 40~65%이다.

지방은 지방 조직에 저장된 지방산으로부터 에너지원으로 이용될지도 모른다. 대부분 다불포화 지방산과 불포화 지방산의 공급원에서 나오는 것을 포함하여, 지방의 에너지 적정 섭취비율(AMDR)은 총 일일 칼로리의 20~35%를 차지한다. 이 양은 필수 아미노산인 리놀레산을 공급한다. 섭취된 여분의 지방은 에너지요구에 필요하지 않다.

단백질은 일반적인 에너지원이 아니지만, 하루 칼로리 섭취 중 10~35%를 공급한다. 단백질이 근육을 만들고 지방 형성을 하지 않는다는 오해 때문에, 많은 미국인들은 필요 이상으로 더 많은 단백질을 섭취한다. 과다단백질은 많은 질소를 배출하게 함으로써 신장에 무리를 주고, 탈수와 소변에 많은 칼슘 소실을 초래할 것이다.

영양 상태와 운동

일반적으로, 에너지를 위해 추가적인 비타민과 무기질은 필요하지 않다. 특히 운동은 비타민과 무기질을 더 효과적으로 이용하기 때문에 높은 수치의 비타민과 무기질을 필요로 하지 않는다. 특히 생리 중이거나 불량한 식습관을 지닌 성인 여성 체육인에게 있어 철분과 엽산 결핍은 문제가 될지도 모른다.

수분은 운동을 하는 사람들에게 중요하다. 운동이 한 시간 이하이면, 생수는 수분 보충을 위해 적절하다. 만약 운동이 한 시간 이상 지속된다면, 4~8% 탄수화물이 있는 음료를 마시는 것이 지구력에 도움이 된다.

글리코겐 저장은 격렬한 운동 후에 보충되어야 한다. 운동 후 30분 이내에 그리고 다시 2시간 후에 체중 kg 당 1~1.5g의 탄수화물이 글리코겐 합성을 촉진시켜서 단백질 파괴를 감소시킬 것이다. 운동 후 10g의 탄수화물마다 4g의 단백질은 추가적인 글리코겐 합성과 단백질 유지를 가능하게 한다.

2005년 식이요법 지침에 따른 운동 권유

- 매일 30분의 적당한 운동은 성인에게 있어 만성 질환의 위험을 줄이며, 가장 큰 운동 효과를 준다.

- 매일 60분의 중정도 강도의 운동에서 강한 정도의 운동을 하는 것은 체중이 증가하는 것을 예방하는데 필요하다.

- 60~90분의 중정도 운동은 체중을 감소시키고, 체중이 다시 증가하지 못하게 하기 위해 필요하다.

- 모든 운동이 효과를 얻기 위해 주의할 점은 칼로리 섭취의 요구량이 초과되지 말아야 한다. 만약 가지고 있는 질환 또는 의문 사항이 있다면, 식이요법과 운동처방을 시작 하기에 앞서 건강관리자에게 상담해야만 한다.

- 아동들과 청소년들은 성장기 동안 체력과 건강한 체중을 위해서 거의 매일 최소 60분 의 중정도에서 강정도의 운동을 필요로 한다.

- 임신부는 의학적 또는 산부인과적 문제가 없는 상태에서 거의 매일 30분 이상 중정도 운동을 해야만 한다. 낙상 또는 복부의 외상을 일으킬 가능성이 있는 활동은 피해야 만 한다.

- 모유 수유하는 여성은 운동에 참여하도록 장려해야만 한다.

- 노인에게는 건강상의 잇점 뿐만 아니라, 나이와 관련한 기능적인 퇴화를 줄이기 위해 운동해야 할 것을 권장한다.

- 오랫동안 체중 감소와 BMI 유지를 위해 권장되는 칼로리 비율은 탄수화물 45~65%, 단백질 10~35%, 지방 20~35%이다.

근골격계 질환과 치료

류마티스성 관절염

류마티스성 관절염(rheumatoid arthritis)은 활막관절(synovial joint)내의 결합조직에 염 증성 변화를 가져오는 만성, 전신성 질환으로 흔한 관절염의 형태이다. 발생빈도는 여성 이 남성보다 2~3배 정도 높으며, 어느 연령층이나 발생되지만 나이에 따라 발생빈도가 증가한다. 원인은 아직 정확하게 알려져 있지 않지만, 활액막내 임파구의 증가와 비정상 적인 면역글로불린이 증가되고 있는 점으로 보아, 자가면역반응설과 유전적 요인설이 유력하다. 류마티스관절염의 주요 치료는 증상을 개선시키기 위한 비스테로이드 소염제 (NSAIDs)를 사용하고, 관절 범위와 근력을 지속시키기 위한 물리치료 및 작업치료를 하 는 것이다.

특별한 음식 제한은 없지만, 질병상태가 활동성이나 진행성일때는 열량 소모가 많으 므로, 고열량음식과 충분한 비타민을 섭취한다.

관절염이 있는 대상자에서 식사요법의 목적은 이상적인 체중 조절, 상태 유지, 최적의 영양상태 회복, 질병의 증상 및 합병증을 완화하고 약물요법의 부작용을 경감시키는데 있다.

골 관절염

골 관절염(osteoarthritis)은 활막관절(synovial joint)의 만성적인 진행성, 비염증성 관절 질환으로 나이가 들면서 나타나는 정상적인 노화과정의 일부분이다. 골관절염은 관절연골의 국소 변형을 시작으로 점차 퇴행성 변화를 보인다. 연골하골의 비대와 활액막의 이차적 염증 반응이 특징적으로 나타나며 전신적 증상은 없다. 치료는 통증과 염증 조절, 불구의 예방, 관절기능의 유지에 초점을 둔다.

통풍

통풍(gout)은 단백질인 퓨린(purin)의 신진대사 장애로 요산(uric acid)이 과잉 공급되거나 배설장애로 혈중농도가 높아지고, 관절이나 관절 주위 및 연부조직에 축적되어 격심한 발작성 통증을 일으키는 질환이다. 원인은 불분명하나 비만한 남자가 여자보다 약 20배 정도 발병률이 높고 보통 30~50세에 나타난다. 치료는 항퓨린 제제의 투여, 소변을 희석하고 신결석을 예방하기 위해 1일 2L 이상의 수분섭취 증가, 비만한 경우 체중 감소를 하는 것이다. 그리고 고 요산 혈증을 치료하기 위해 요산 생성을 억제하고 요산 공급을 제한하며 신장에서 요산 배설을 증가시킨다. 식이는 퓨린이 적은 음식을 먹게 하고 음주를 줄이고, 체중조절과 과량의 수분을 섭취하게 한다. 고퓨린 함유식품으로는 동물 내장과 멸치, 고등어, 청어, 정어리가 있고, 중정도 퓨린 함유식품으로는 쇠고기, 생선, 조개, 새우, 콩, 시금치, 버섯이 있고 저퓨린 함유식품으로는 야채, 곡류, 과일, 우유, 치즈, 계란 등이 있다.

골다공증

2천 5백만 미국인들에게 나타나는, 골다공증(osteoporosis)은 여성에게 있어 더 널리 퍼져 있는 질환이다(80%). 그러나 남성도 골다공증이 점점 증가하여, 75세 남성의 약 1/3이 골다공증을 겪는다. 여성의 50%와 남성의 25%는 일상생활에서 골다공증 때문에 골절을 겪을 것이다. 골다공증 또는 말 그대로 작은 구멍이 있는 뼈는 칼슘 대사 질환이다. 칼슘은 몸에서(주로 뼈와 치아에서) 가장 많은 양으로 존재하는 무기질이다.

골다공증은 특히 폐경기 후의 여성과 연관되어지는데 사실 상 성인 초기에 자각 증상 없이 시작된다. 여성들은 유전, 낮은 골밀도를 지닌 작은 체형 그리고 폐경기 후 감소되는 에스트로겐 수치와 같은 변화할 수 없는 요인 때문에 골다공증이 더 많이 생기는 경향이 있고, 이러한 요인들은 낮은 칼슘 흡수와 축적의 원인이 된다(**그림 16-1**). 골다공증과 연관된 변화 가능한 요인들은 다음과 같다.

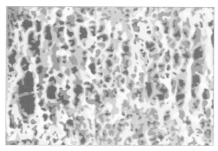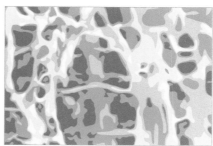

그림 16-1 골다공증

- 유제품과 칼슘이 풍부한 음식은 살이 찐다는 잘못된 생각에 기인한 낮은 칼슘 섭취

- 체중 부하 운동 부족

- 흡연

- 과다한 알코올과 카페인 섭취

- 코르티코스테로이드와 항경련제 같은 약물 사용

- 함께 존재하는 질병 상태(류머티즘성 관절염과 갑상선 질환)

- 칼슘의 장 흡수를 방해할 수 있는 질병

무월경의 여성(운동선수, 거식증, 폭식증)들은 에스트로겐 저장을 위한 지방의 부족 때문에 위험도가 높고, 남자들은 낮은 테스토스테론 수치 때문에 위험하다.

칼슘 섭취는 충분할지 모르지만 흡수가 잘 안될 수도 있다. 만약, 비타민 D의 양이 충분하지 못하다면 칼슘은 장에서 흡수될 수 없고 소변과 대변으로 배설된다. 노인을 포함하여 햇빛에 노출되지 않는 사람들과 흑인들은 위험하다. 우유와 쥬스의 가공업체는 사람들이 피부암을 막기 위해 직사광선과 자외선을 피하는 것에 대한 보충 반응으로 상품에 비타민 D 뿐만 아니라 칼슘을 첨가한다.

칼슘 흡수와 배출은 또한 수산과 피틴산(자연적으로 어떤 야채에서 나타나는)과 같은 알칼리성 접합 인자와 오랜 기간에 걸친 고단백질 식이요법에 의해 영향을 받는다. 최근의 인기있는 체중감소 방법중 고단백질 섭취는 칼슘 또는 인의 비율을 역전시키고 칼슘 배출을 증가시킨다고 여겨진다.

혈액 중 칼슘 수치가 낮을 때 무기질이 저밀도골을 만들며(골 연화), 뼈에서 칼슘이 배출된다. 궁극적으로 만성적인 저칼슘 수치의 결론이 골다공증이다.

기타 비타민과 무기질은 골다공증 예방과 관련이 있다. 비타민 K는 골 합성을 위해 필요하다. 낮은 비타민 K의 수치는 골반골절과 연관이 있으며, 항응고제 같은 일부 약은 뼈 손실과 관련될 수 있다. 마그네슘 결핍은 용골세포(osteoclast)와 골아세포(osteo-blast) 활동을 감소시킨다. 결국 뼈에서의 무기질 대사에 영향을 미친다. 고나트륨 식이요법 또한 칼슘 수치를 낮출 수 있다.

2005년 식이요법 지침

- 하루에 무지방 또는 저지방 유제품 섭취를 3컵으로 증가시킨다.

- 2~8세 아동들에게는 하루 당 2컵의 우유가 권장된다. 한 컵은 거의 300mg의 칼슘과 같다. 우유 한 컵과 같은 칼슘 양을 가진 몇 가지 예로는 요거트 8oz, 체더 치즈 $1\frac{1}{2}$ oz, 코타지 치즈(희고 부드러운 치즈) 2컵, 아이스크림 3/4, 크림 치즈 $1\frac{1}{2}$, 브로콜리 $2\frac{1}{2}$, 건조하여 구운 아몬드 6oz, 연어 통조림 4oz 그리고 중간 크기의 굴 15~24개가 있다.

- 식이 지침은 비타민과 무기질의 보충제를 권장하지 않는다. 만약 그 사람이 어떤 음식을 먹거나 소비할 수 없지 않는 한, 모든 영양 성분은 식이내 식품을 통해 섭취해야 한다. 유당이 없는 유제품 또는 칼슘 강화 식품 그리고 음료는 그러한 경우에 권유된다.

MyPyramid는 개개인들에게 그들의 성, 나이 그리고 활동 수준에 근거한 칼로리 수치를 보여준다. 표 16-1은 나이와 활동 수준에 의한 남성과 여성에 대한 칼로리 수치를 제안한다. 칼로리 수치는 2~18세의 아동부터 5년 단위 증가 내의 성인들을 위한 것이다.

✔ 근골격계 장애 대상자에게 하는 질문

- 어제 무엇을 먹었습니까?

- 일일 또는 주간 단위로 운동 횟수, 강도 그리고 지속시간은 어떻습니까?

- 체중을 줄이기 위해 노력하고 있습니까?

- 이상적인 체중은 무엇입니까?

- 예를 들어 비타민, 무기질, 단백질, 아미노산, 스테로이드, 크레아틴 또는 다른 신체 구성물과 같은 보충제를 먹었습니까?

- 최근에 건강 관리자를 만난 적이 있습니까?

- 심혈관 상태는 어떻습니까?

- 스스로에 대해 어떻게 느꼈습니까?

표 16-1 MyPyramid 칼로리 수준

남성				여성			
나이＼수준	비활동적	활동적(중간)	활동적	나이＼수준	비활동적	활동적(중간)	활동적
2	1000	1000	1000	2	1000	1000	1000
3	1000	1400	1400	3	1000	1200	1400
4	1200	1400	1600	4	1200	1400	1400
5	1200	1400	1600	5	1200	1400	1600
6	1400	1600	1800	6	1200	1400	1600
7	1400	1600	1800	7	1200	1600	1800
8	1400	1600	2000	8	1400	1600	1800
9	1600	1800	2000	9	1400	1600	1800
10	1600	1800	2200	10	1400	1800	2000
11	1800	2000	2200	11	1600	1800	2000
12	1800	2200	2400	12	1600	2000	2200
13	2000	2200	2600	13	1600	2000	2200
14	2000	2400	2800	14	1800	2000	2400
15	2200	2600	3000	15	1800	2000	2400
16	2400	2800	3200	16	1800	2000	2400
17	2400	2800	3200	17	1800	2000	2400
18	2400	2800	3200	18	1800	2000	2400
19~20	2600	2800	3000	19~20	2000	2200	2400
21~25	2400	2800	3000	21~25	2000	2200	2400
26~30	2400	2600	3000	26~30	1800	2000	2400
31~35	2400	2600	3000	31~35	1800	2000	2200
36~40	2400	2600	2800	36~40	1800	2000	2200
41~45	2200	2600	2800	41~45	1800	2000	2200
46~50	2200	2400	2800	46~50	1800	2000	2200
51~55	2200	2400	2800	51~55	1600	1800	2200
56~60	2200	2400	2600	56~60	1600	1800	2200
61~65	2000	2400	2600	61~65	1600	1800	2000
66~70	2000	2200	2600	66~70	1600	1800	2000
71~75	2000	2200	2600	71~75	1600	1800	2000
76 이상	2000	2000	2400	76 이상	1600	1800	2000

* 칼로리 수치는 평가된 에너지 요구(EER)와 Medicine Dietary Reference Intakes Macro Nutrients Report, 2002로
부터의 활동 수치에 근거한다.
비활동적 = 일상 활동에 부가하여, 하루 30분까지의 적절한 운동
활동적(중간) = 일상 활동에 부가하여, 하루 30~60분의 적절한 운동
활동적 = 일상 활동에 부가하여, 하루 60분 이상의 적절한 운동

CHAPTER 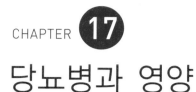 **17**

당뇨병과 영양

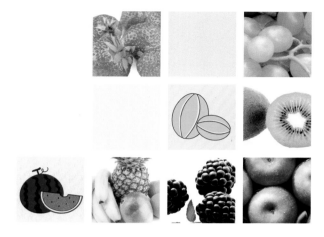

췌장의 사정

췌장은 십이지장에서 비장에 걸쳐 위치하고 있는 가로 6~7cm, 세로 15cm의 납작하고 긴 선이다. 췌장은 내·외분비선을 겸비한 선으로 내분비선의 기능은 100~200만개의 Langerhans섬에 의해 이루어진다. Langerhans섬은 췌장 A(α), B(β) 및 D(δ) 세포로 구분되는데, 그 중 B세포(75%)에서 인슐린을, A세포(20%)에서 글루카곤을 분비하고, D세포에서(5%)에서 somatostatin을 분비한다. 인슐린은 동화작용에 관여하고, 글루카곤은 이화작용에 관여하며, 두 호르몬은 서로 길항적으로 관여한다(**그림 17-1**).

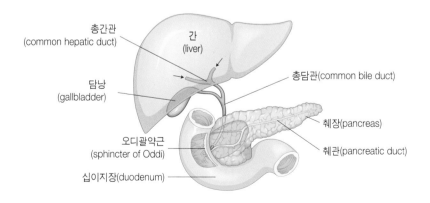

그림 17-1 간, 담도, 췌장의 구조

당뇨병은 인슐린의 수요와 공급이 맞지 않아 발생하는 대사 장애로서, 인슐린의 결핍에 의한 고혈당이 특징이다. 당뇨병은 제 1형과 제 2형으로 나누어진다. 제 1형 당뇨병은 췌장 Langerhans섬의 B(β)세포의 파괴에 의한 절대적 인슐린 결핍으로 발생한다. 어느 연령층이나 올 수는 있지만, 보통 30세 이전에 온다. 인슐린의 분비가 거의 없기 때문에 인슐린 절대부족을 보충하기 위해 인슐린 주사가 필요하고, 인슐린 의존형 당뇨병이라고도 한다. 제 2형 당뇨병은 인슐린 저항성의 증가와 인슐린 분비저하가 당뇨병 발병에 관여한다. 보통 35세 이후에 오나 어린이에게도 올 수 있다. 인슐린 분비는 정상이거나 정상 이상인 경우도 있어 인슐린 비의존형 당뇨병이라고 한다.

당뇨병의 4가지 임상적 분류

- 베타세포 파괴가 원인이 되고, 대부분 절대적인 인슐린 부족을 초래하는 제 1형 당뇨병

- 인슐린 저항성이 있던 경험이 있고, 인슐린 분비 장애가 진행됨으로서 생기는 제 2형 당뇨병

- 임신기간 동안에 나타나는 임신성 당뇨

- 베타세포 기능의 유전적 결함, 인슐린 작용의 유전적 결함, 췌장의 외분비 질환으로 인한 당뇨 그리고 약물 또는 화학작용으로 유도된 당뇨(ADA, 2005)

당뇨병의 진단 기준

- 당뇨병 증상과 평상시 혈당이 200mg/dL(11.1mmol/L) 이상인 경우

- 공복시 혈당(FPG)이 126mg/dl(7.0mmol/L) 이상인 경우

- 경구 포도당 내인성 검사(OGTT)에서 2시간의 혈당이 200mg/dL 이상인 경우

평상시 혈당이란 마지막 식사 이후 시간에 상관없이 하루 중 언제든지를 의미한다. 공복시 혈당은 최소 8시간 동안 금식 시에 해당한다(ADA, 2005).

당부하 검사는 물에 포도당 75g을 용해하여 사용하고, 세계보건기구에 의해 설명되는 방법으로 수행되어야 한다. 특별한 경우가 아닐지라도 만약 어떤 날에 양성이라면 검사를 반복하는 것이 필수적이다(ADA, 2005). 당뇨병의 일반적 증상은 다뇨증, 다갈증 그리고 이유 없는 체중감소 등이 있다.

제 1형 당뇨병

제 1형 당뇨병은 췌장의 Langerhans섬의 B(β)세포의 파괴에 의해 절대적 인슐린 결핍으로 발생하는데, 인슐린 의존형 당뇨병이라고도 한다. 질병의 시작시기는 어느 연령에서나 나타날 수 있지만, 보통 30세 이전의 소아나 청소년기에 발병한다. 1형 당뇨병은 유전적 성향이 있다. 치료는 식이 요법, 운동 요법, 인슐린 요법을 시행한다.

제 1형 당뇨병은 지방, 단백질 그리고 탄수화물 대사에 영향을 미친다. 포도당이 혈액에 축적될 때 포도당이 신장역치를 초과하고 혈중에 나타난다.

삼투성 이뇨의 변화 결과로 다뇨증과 다갈증을 경험한다. 인슐린의 부족은 단백질과 지방의 화학변화를 일으키고, 체중감소를 초래한다. 제 1형 당뇨병이 있는 사람은 식후에 다갈증, 다뇨증, 신경성 폭식증, 체중 감소 그리고 고혈당증을 경험한다.

제 1형 당뇨병이 있는 사람은 키와 나이에 맞는 정상적인 체중을 만들고 유지하기 위해 적절한 칼로리 섭취를 지켜야 한다. 나이, 활동 그리고 당뇨의 심각성을 고려하여 식이요법을 수행하는 것은 필수적이다. 식사와 간식은 인슐린 기능의 최고점에 맞춰 계획될 수 있도록 그 사람의 평상시 식습관에 기초를 둔 식이계획을 짜는 것이 중요하다. 운동은 제 1형 당뇨병이 있는 사람들에게 있어 중요한 관리사항이다. 운동은 저혈당증, 고혈당증, 케톤증, 심장혈관 허혈, 부정맥, 증식성 망막증의 가속화 그리고 하지 말단 손상과 같은 심각한 결과를 초래할 수 있기 때문에 의료인의 관리 하에 수행해야 한다.

제 2형 당뇨병

제 2형 당뇨병은 인슐린 저항성의 증가와 인슐린 분비 저하가 발병에 관여한다. 정상적으로 인슐린은 세포막에 있는 수용체와 결합하여 세포내에서 포도당 대사가 이루어지는데, 인슐린 저항성은 이러한 반응이 저하되어 조직에서 효과적으로 포도당을 흡수하지 못하는 것이다.

발병 과정이 점진적으로 나타나며, 일반적으로 인슐린 투여가 필요하지 않으나 혈당조절을 위해 인슐린이 필요할 수도 있다. 질병의 시작 시기는 소아에게도 올 수 있지만 보통 35세 이후에 온다. 치료는 식이 요법, 운동 요법, 인슐린 요법을 시행한다.

제 2형 당뇨병이 있는 사람들은 인슐린 효과에 대한 세포의 저항성을 경험한다. 아메리카 원주민, 라틴계 미국인, 아프리카계 미국인인 사람들 사이에서 제 2형이 높은 발생률을 보인다. 추가적인 위험 요소는 운동을 하지 않는 경우, 질환, 약물, 나이(40세 이상) 그리고 비만 등이 있다.제 2형 당뇨병 발병은 서서히 나타난다. 사람들은 종종 피로, 가려움증, 자주 재발하는 감염, 시각의 변화, 감각이상과 고인슐린혈증 그리고 고혈압과 같은 비특이적 징후를 경험한다.

제 2형 당뇨병이 있는 사람들은 의료적으로 관리하는 체중감소 프로그램을 따르는 것이 중요하다. 왜냐하면 이것은 종종 포도당 내인성을 개선하기 때문이다.

영양 치료가 정상 혈당 및 지질 수치를 얻고 정상 혈압에 도달하기 위한 목표가 되어야 한다. 운동은 체중감소 뿐만 아니라 식후 혈당, 중성지방 및 콜레스테롤 수준을 낮추며 HDL - 콜레스테롤을 증가시키기 때문에 치료 측면에서 중요하다. 또한, 일부 환자들은 포도당 내인성·저항성에 영향을 미치는 경구 투약이 필요할 수 있다. 설포닐유레아, 바이구아니이드 메트로포민, 치아졸리딘다이온, 알파 글루코시다아제 억제제 아카보스 등의 약물이 효과가 있다. 제 2형 당뇨병 환자들도 때론 인슐린요법이 필요할 수 있다 (ADA, 2005).

당뇨병과 관련된 건강 상태

당뇨성 신경병증은 대사, 유전, 환경 등의 복합적 요인의 작용에서 비롯된다. 혈관 및 대사의 복합적인 요인을 포함한 근본적인 병리가 당뇨성 신경병증을 야기시킬 수 있다.

하지 말단부분의 신경병증은 보행곤란, 근위축, 절단 등을 야기시킬 수 있다. 상부 말단 신경병증은 대개의 경우에 화상과 같이 감각결핍과 연관된 안전문제가 발생하기도 한다. 당뇨병성 망막병증은 시력 변화를 일으키고 영구적인 실명을 초래할 수 있다.

제 2형 당뇨병 환자는 감염, 죽상동맥경화증, 고중성지방혈증, HDL - 콜레스테롤 저하, 지단백질 산화, 혈관 및 면역기전의 변화가 발생할 위험이 높다. 관상동맥질환은 제2형 당뇨병 환자에게 가장 흔한 사망원인이기도 하다.

대사증후군은 인슐린 저항성이라 불리는 일반적인 대사장애와 관련되어 있는 사람이 겪는 위험 요소이다. 복부비만, 동맥내 이상 지질혈증(주로 높은 중성지방 및 낮은 HDL - 콜레스테롤), 혈압 상승, 인슐린 저항성 또는 포도당 내인성, 혈전유발 상태(피브리노겐 혹은 플라스미노겐 활성억제제 상승), 및 염증전 상태(혈중 C~reactive protein상승) 등의 증상을 보인다.

유전적으로 인슐린 저항성에 걸리기 쉬운 사람들이 있고, 그 밖의 환자들은 신체활동 부족에서 비롯된 과잉 체지방, 특히 복부비만과 같은 위험요소를 지니고 있다.

대사증후군 진단표는 다음의 세 가지 이상을 포함한다.

- 허리둘레에 의한 복부비만 (미 국: 남성>102cm, 여성>89cm,
                          동양인: 남성>90cm, 여성>80cm)
- 공복시 혈중 중성지방≥150mg/dL

- 혈중 HDL - 콜레스테롤(남성<40mg/dL, 여성<50mg/dL)
- 혈압≥130/85mm Hg
- 공복시 혈당(미국≥110mg/dL, 동양인≥100mg/dL)

당뇨병 환자들은 충분한 영양에 중점을 둔 치료 프로그램이 필요하다. 당뇨식이는 정상 성장 및 발달, 신체 활동 및 적절한 체중 유지에 필요한 개인의 영양 요구량에 기초한 식단이다. 당뇨병 식이를 고안하여 총 필요 에너지, 탄수화물, 단백질, 지방으로 배분한 칼로리 비율, 일반적인 일일 식품 배분 패턴을 고려하는 것은 중요하다.

UN의 FAO(식량농업기구), WHO(세계보건기구)에 의하면, 식품 탄수화물에 대한 용어는 당, 전분, 섬유질이다. 과거에 사용했던 용어들(단순당, 복합당, 급효성 탄수화물)의 정의는 불충분하므로, 더 이상 사용하지 말아야 한다(ADA, 2005년).

영양과 관련된 핵심권고 사항

당뇨병 환자 치료의 초점은 신체 발달과 유지에 필요한 기본대사 요구량을 충족하는 영양섭취이다.

- 당뇨병에 맞는 이상적인 체중을 유지하도록 적절한 식이가 필수적이다.
- 정상지표내의 혈당을 유지한다.
- 1년에 1회 당뇨병성 망막병증에 대한 검진, 충분한 순환과 감각의 징후에 관한 말단 부분의 일일검사 같은 일상검진을 통한 합병증을 억제하는 것 역시 중요하다.
- 당뇨병은 신장계에 영향을 미치기 때문에 알부민, 크레아틴, BUN에 대한 일상적인 검진이 중요하다.
- 심장혈관 위험을 줄이는 것이 필수적이며 혈장지질, 지단백질, 아포지단백질을 관리, 측정해야 한다.

탄수화물

식이중 통곡류, 과일, 채소, 저지방 우유의 섭취로 탄수화물 필요량을 유지한다. 탄수화물의 혈당 효과는 식사 및 간식의 탄수화물 총량이 종류나 원료보다 더 중요하다. 탄수화물 비율은 개인의 영양 평가에 기초해야 한다. 탄수화물과 단일불포화지방은 제 1, 2형 당뇨병 환자의 에너지 섭취의 60~70%를 제공해야 한다. 집중 인슐린요법을 받는 환자들은 식사의 탄수화물 내용에 기초한 식전 인슐린 투여량을 조절해야 한다.

당지수(GI: Glycemic Index)는 음식이 체내에 흡수되어 혈당을 얼마나 빨리 높게 올리는 가에 따라 결정된다. 혈당을 빠르게 높여 인슐린 분비를 급하게 유도하는 음식은 당지수가 높고, 반대로 혈당을 서서히 높여서 인슐린이 혈당을 안정적으로 조절할 수 있게 하는 음식은 당지수가 낮다. GI가 70 이상이면 당지수가 높다고 하고, GI가 51-69는 중간 정도, GI가 50 이하면 당지수가 낮다고 한다(표 17-1).

섬유질을 많이 섭취해야 하겠으나, 제 1형 당뇨병 환자들이 다른 환자들보다 더 많은 양의 섬유질을 섭취해야 할 이유는 없다. 일정한 탄수화물 섭취는 일일 고정된 인슐린 용량을 투여받는 환자들에게 추천된다.

당분

당뇨환자의 영양 계획에 고혈당을 일으키는 천연 재료 및 부가적인 당을 제한해야 한다는 가설이 있다. 만약 설탕을 섭취한다면, 다른 탄수화물을 대체하거나 충분한 인슐린 또는 혈당 강하제 투약을 사용할 필요가 있다.

단백질

제 1형, 2형 당뇨병 환자들은 총 에너지섭취 중 15~20%를 단백질로 섭취한다. 섭취한 단백질은 조절 중인 제 2형 당뇨병 환자들의 혈당 농도를 높이지 않지만, 섭취 단백질은 탄수화물과 비슷하게 인슐린 분비를 강력하게 자극한다.

당뇨병이 있는 경우 체 단백질의 이화 작용으로 근육량이 감소하고 면역 저하가 발생할 수 있으므로 질적으로 우수한 단백질 섭취가 권장된다. 그러나 단백질 과다 섭취는 신장에 부담을 줄 수 있다.

표 17-1 당지수 정도와 식품

당지수 정도	식품(당지수)
당지수 높은 음식	설탕(92), 구운 감자(85), 롤빵(83), 딸기잼(82), 떡(82), 콘프레이크(80), 도넛(76), 튀긴 감자(75), 쿠키(75), 옥수수(75), 꿀(73), 흰쌀밥(72), 수박(72), 당근(71)
당지수가 중간정도인 음식	파스타(65), 냉동만두(61), 치즈피자(60), 현미(56), 통밀빵(55), 바나나(55)
당지수가 낮은 음식	혼합잡곡(45), 포도(43), 오렌지(43), 생크림(39), 토마토(38), 사과(36), 배(36), 우유(34), 치즈(31), 버터(30), 아이스크림(26), 보리(25), 완두콩(22), 저지방요구르트(14)

지방

혈중 LDL - 콜레스테롤과 관상동맥 심혈관질환 위험성을 낮추기 위해 포화지방으로 얻는 에너지를 줄여야 한다. 체중감량을 바란다면 포화지방을 탄수화물로 대체해야하고, 체중감량이 목표가 아니라면 단일 불포화지방으로 대체한다면 가능하다. 에너지섭취 중 10% 정도를 다불포화지방으로 할 것을 제안한다. 저지방식이를 계획할 때는 인종이나 문화적인 배경을 고려해야 한다.

총 지방 및 에너지 섭취를 줄이고, 체중 감량을 촉진하기 위해 환자들은 저지방 식품 및 지방대체 물질을 사용할 수 있다(Franz, et al., 2002).

비만

제 2형 당뇨와 비만은 높은 상관관계가 있다. 비만은 인슐린 저항성과 고혈당 및 고혈압 위험도를 높인다. 따라서 체중 감량이 제 2형 당뇨병 치료 프로그램의 초점이다.

균형잡힌 식사 등의 생활양식의 변화로 적절한 종합 비타민제(대량투약이 아닌)를 복용하고, 교육을 받으며 규칙적인 운동과 행동 수정을 함으로써 자연식품원으로부터 비타민, 미네랄 필요량을 제공한다(Franz, et al., 2002).

알코올

개인이 알코올을 마실 때, 일일 섭취량은 성인 여성의 경우 1잔, 성인 남성은 2잔으로 제한해야 한다. 1잔은 맥주 12oz, 와인 5oz, 증류주 1.5oz이다. 적당한 알코올을 마셨을 경우에는 혈당 수치에 영향을 주지 않는다. 고혈당 위험을 줄이려면, 알코올을 음식과 같이 마셔야 한다. 과음 및 만성적인 음주는 혈압을 상승시키고 뇌졸중 위험을 증가시킬 수 있다.

임산부, 아동, 청소년 및 췌장염, 진전된 신경병증, 중증 고중성 지방혈증 또는 알코올 남용 등의 병력이 있는 사람은 알코올을 섭취해서는 안된다(Franz, et al., 2002).

특수 집단군에 대한 고려

아동 및 청소년

고혈당의 위험이 없으며 적절하고 안정적인 혈당수치는 제 1형 당뇨병 아동 및 청소년의 간호에 중요하다. 개인 맞춤 식품 및 식이계획, 탄력적인 인슐린 처방, 자가혈당 측정, 교육, 결과에 기초한 의사결정의 증진 등이 이를 위한 최선의 방법이다. 제 2형 당뇨병 청소년들을 위한 간호의 중점 사항은 당수치 정상화를 위한 건강한 생활양식과 치료목표의 증진이다(Franz, et al., 2002).

당뇨병 아동과 청소년의 영양 요구량에 대해서는 연구가 행해진 바가 거의 없기 때문에 권고안은 포화지방 수치가 높고 비타민과 미네랄이 부족한 청소년에게 필요하다. 제 1형 당뇨병 아동과 청소년은 일반적으로 체중감소를 경험하며 인슐린 관리, 수화, 알맞은 에너지섭취가 필요할 것이다.

제 1형 당뇨병 아동에 대한 최선의 관리전략은 질병대책센터의 소아성장 도표에 근거한 체중 증가 및 성장에 필요한 식사를 제공한다. 질병 진행 경과에 따라 매 3~6개월마다 체중과 신장 평가를 한다.

아동과 청소년은 초기에 지질 이상에 대해 검사해야 하고, 주기적으로 측정해야 한다. 이들의 총 지방, 포화지방 및 콜레스테롤 수치는 현재 출판된 지침에 나와 있는 수치 내에 있어야 한다. 2세 이상 아동은 해당 나이에 하루 5g을 더한 양의 식이섬유를 섭취하도록 권고한다.

제 2형 당뇨병 청소년의 경우 적절한 성장, 안정적인 혈당 수치, 안정적인 당화혈색소, 과다한 체중증가 제한을 치료목표로 삼아야 한다. 영양요법은 고칼로리, 고지방식품 섭취를 줄이고 운동을 장려하여 고혈압, 이상 지질혈증을 조절한다.

노인

노인의 65세 이상 최소 20%가 당뇨병을 앓고 있다. 또한 이 나이 집단은 다중 약물요법, 우울증, 인지장애, 요실금, 손상, 추락, 통증에 있어서 위험한 상태에 있다.

6개월 내에 10lb 이상 혹은 체중의 10%가 특별한 이유없이 증가 혹은 감소한 경우는 영양학적으로 관련이 있는지를 평가해야 한다. 노인 에너지 요구량은 장년층보다 20~30% 정도 적다. 너무 적은 체중은 노인의 사망률과 크게 관련이 있다는 점을 기억해야 한다.

장기요양원 환경에서 영양 부족 및 탈수는 식품선택 부족, 불량한 식품의 질, 불필요한 식품 규제로 인해 나타날 수 있다. 식품계획에서 영양을 강화하고 혈당 수치 관리차원에서 식품 규제보다는 약품을 바꾸는 것을 포함하는 차선책을 고려할 필요가 있다.

수화뿐만 아니라 식이섬유는 총 계획에서 중요하다. 면밀한 평가를 위한 비타민 C, D, B_{12}, 티아민, 칼슘, 아연, 마그네슘 등의 특정한 비타민 및 미네랄을 포함한다(**부록 B, E** 참조).

임산부

이미 제 1형, 제 2형 당뇨병으로 진단을 받은 여성이 임신 전이나 임신 동안에 최적 혈당

관리를 받았다면 임신결과가 더 좋을 것이다. 당뇨가 있는 여성은 신체에서 나타나는 임신의 생리학적 효과와 식품계획, 식이 습관(야참을 비롯한 규칙적인 섭취), 혈당수치 간의 관계 인식이 중요하다.

임신성 당뇨 여성의 치료목표는 체중증가, 정상 혈당수치, 무케톤 등에 필요한 산모와 태아의 건강을 유지하기 위해 적절한 영양을 증진하는 것이다(Franz, et al., 2002, p. 39).

케톤증을 촉진시키지 않고 적절한 혈당수치를 지키도록 식사와 간식은 주기적으로 먹어야 한다. 총 에너지 섭취 중 40~50%가 탄수화물로 구성된 식이가 효과적이며 식후 혈당수치를 낮춘다.

여성 대부분이 아침식사에서 탄수화물에 잘 적응하지 못한다. 그러나 하루 중 다른 시간대에 음식에 대한 포도당 반응을 평가하는 것이 중요하다. 인슐린을 사용하는 여성에게 하루동안 탄수화물의 일관적인 섭취는 매우 중요하다.

케톤은 탄수화물로 에너지를 사용할 수 없을 때 지방이 분해되는 과정에 발생한다. 비만한 임신성 당뇨 여성의 저열량 식이(하루 1200kcal 이하)는 케톤혈증과 케톤뇨증을 유발할 수 있다. 좀 더 적당한 일일 1600~1800kcal로의 감소는 혈장 유리지방산 또는 케톤뇨증이 나타나지 않으면서 평균 혈당수치를 감소시킨다. 비만 임신성 당뇨에 대한 개인 에너지 권고안을 결정하는데 사용하는 일일 식품기록, 매주 체중점검, 케톤검사는 중요하다.

그 외에 혈당 수치를 개선하는 방법은 규칙적인 유산소운동이다. 이차적인 효과는 심혈관이 좋아지고 임신 후반기의 불편감을 줄여준다. 2~4주 이상 한 주당 3회, 15분 이상의 운동은 혈당을 조절하는데 필요하다.

임신이 임신성 당뇨를 야기시키고, 그 후 제 2형 당뇨병 발생 위험이 있음을 인지해야 한다. 체중감량에 대해 생활양식 행동 변화와 그 후에 당뇨의 위험성을 줄이기 위한 신체활동 증가에 대한 논의가 필요하다.

모유수유

제 1, 2형 당뇨병 또는 임신성 당뇨 여성은 모유수유를 선택할 수 있다. 모유수유가 혈당수치를 낮추므로 수유여성은 자신의 혈당수치를 유지하는 것이 중요하다. 인슐린을 투약하는 경우, 저녁 또는 야식과 더불어 아침 식사 전이나 후에 탄수화물로 만든 간식을 먹는 것이 필요할 수 있다.

일부 당뇨 여성들이 첫 6개월 모유수유 동안에 보통의 임산부 식이 계획보다 200kcal 가량을 더 필요로 할 수도 있다. 대부분의 여성들은 하루에 1800kcal 정도 필요하다.

임산부 핵심 권고 사항

- 임신 후에 임신성 당뇨에 영향을 받는 체중을 감량하고 신체활동을 증가한다.
- 음주를 삼가한다.
- 열량이 없는 인공 감미료를 사용한다.
- 24시간 주기로 식사와 간식을 배분한다.
- 정상 혈당유지, 적절한 체중증가, 케톤의 생성을 막기위한 식품을 고른다.
- 정상 혈당 유지를 위해 운동한다.
- 적절한 식이계획으로 모유수유가 가능하다.

영양 섭취 개선을 위한 제안

- 육류는 적게, 곡류는 많이 섭취한다.
- 살코기를 구입한다.
- 조리 전 모든 지방을 제거한다.
- 닭고기 껍질을 제거한다.
- 저지방 우유를 사용한다.

건강한 삶을 위한 변경

- 건강관리팀(의사, 간호사, 영양사)과 관계를 구축한다.
- 정기검사 및 철저한 신체검사 등의 예방관리를 한다.
- 권고 식이계획에 따라 혈당을 정상범위 내에, 이상적인 체중을 만든다.
- 당신의 진료계획을 관리하는 진료팀이 정확한 정보를 갖도록 식이, 활동, 인슐린 또는 경구 혈당강하제에 대한 반응 기록을 계속한다.

✔ 당뇨병 환자에게 하는 질문

- 당뇨 관련 증상들을 얼마나 오래 겪었습니까?
- 당뇨에 관한 당신의 느낌에 어떤 방식으로 대처합니까?
- 지난 24시간 내 무엇을 먹었습니까? 보통 먹는 것입니까?
- 일상적인 활동의 패턴은 어떻게 됩니까?
- 무슨 운동을 합니까?

- 최근에 인슐린을 투여 받았습니까? 그렇다면, 투여량은 얼마입니까?

- 최근에 경구 혈당강하제를 복용했습니까? 그렇다면, 어떤 것을 복용했습니까?

- 최근에 영양사를 만났습니까?

- 최근에 체중변화(감소·증가)가 있었습니까?

- 어떤 종류의 지방(포화·불포화)을 섭취합니까?

- 음주를 합니까? 그렇다면, 종류와 음주량을 적으십시오.

- 혈당을 측정합니까? 그렇다면, 어떤 방식을 사용합니까?

- 비타민 보충제를 복용합니까?

- 한약을 복용합니까?

- 스스로 시장을 봅니까?

- 스스로 음식을 조리합니까?

- 식품조리 계획 원칙에 따릅니까?

- 당신은 식이 계획 원칙을 검토(학습)할 필요가 있습니까?

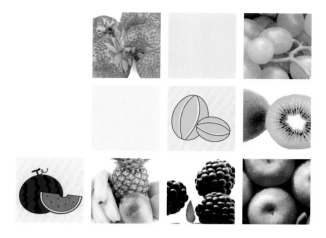

CHAPTER 18

암환자와 영양

양성종양과 악성종양

종양 중 악성종양인 암세포는 마치 게처럼 여러 방향으로 다리를 뻗치기 때문에 이를 cancer(영어로 crab에 해당하는 라틴어 cancri에서 유래됨)라고 한다. 양성종양의 성장 속도는 천천히 자라고 거의 대부분 섬유소막 속에 국한되어 있고, 피막이 있으므로 외과적 절개가 쉽다. 양성종양은 전이가 없고 숙주에 거의 해가 없고 대부분 예후가 좋다. 악성종양의 성장 속도는 대부분 빠르고 피막이 없으므로 주위 조직에 침윤이 잘되고 전이가 아주 흔하고 항상 숙주에 해가되며 예후가 나쁘다.

영양에 관한 다양한 연구에서 식이 화합물과 암 발생 간의 관련성을 제시하고 있다. 식이 변화는 위암과 대장암으로 인한 사망률을 90%까지 감소시킬 수 있다고 추정하고 있으며 자궁내막암, 담낭암, 췌장암, 유방암은 50%까지 감소시킬 수 있다고 추정된다. 비만은 일반적으로 영양과다의 결과로 나타나는데 일부 암의 위험인자가 된다. 지방과 칼로리가 높은 식품과 유방암, 대장암, 전립선암 발생과의 관련성이 광범위하게 연구되고 있다. 동물성 지방의 소화흡수와 대장암 발생위험성 간에 관련성이 있다는 증거가 증가하고 있다. 연구에 의하면, 고지방식이는 간에서 콜레스테롤과 담즙산을 합성할 수 있는 신체능력을 증가시키며, 이에 따라 대장에서 대사 수준이 증가하게 된다. 이러한 대사 산물은 대장암 발생의 촉진자로 작용한다.

섬유소가 풍부한 식사는 대장암 예방에 효과적이다. 섬유소는 대장 내용물을 희석하여 내재하고 있는 발암성 인자와의 접촉을 제한하고, 발암인자의 양을 줄여주며 세균이나 담즙염과 같이 내재된 촉진자의 양을 감소시키고, 대변의 산도 저하와 변이 유발소를 저하시킴으로써 암 발생의 위험을 감소시키는 것으로 알려졌다. 과일, 채소, 비타민 C와 D의 원천인 곡물, 베타카로틴 그리고 셀레늄이 항암 효과가 있는 것으로 밝혀졌다.

영양에 영향을 미치는 요인

통제 불가능한 세포 번식의 결과로써 세포의 구조 또는 기능에 이상이 있을 때 암이 발생한다. 암 종양의 형태는 관련 조직의 근원에 의해 분류한다. 육종(Sarcoma)은 결합조직에서, 암종(Carcinoma)은 상피조직에서 발생한다. 세포 번식을 암으로 이끄는 변화는 환경적인 노출 또는 유전적인 결함에 기인할 수도 있다.

홉연자는 후두, 구강, 인두, 식도, 폐, 방광, 췌장, 자궁내막 등에 암의 위험성이 높다. 그 외 환경적인 발암 인자로는 천연 및 합성 살충제, 수질오염, 대기오염, 식품첨가물, 직업 재해 등이 있다.

또 다른 암의 환경적 위험 원인은 자외선이다. 일광욕을 만성적으로 하거나 태닝부스(tanning booth)를 이용하는 사람은 피부암이 발생할 위험성이 높다. 다른 방사선 노출 형태는 X-선, 방사선 물질, 원자 폐기물이다. 종양 바이러스 또한 암 발생 원인이다.

유전적 경향은 여러 암 종류에서 확인되어 왔다(예: 유방 및 결장). 다른 위험 요인은 인종, 식단, 성, 직업, 생활환경이다. 지속된 스트레스도 내분비 및 면역체계에 영향을 미치기 때문에 암의 위험 요인으로 간주된다. 영양은 암의 발생과 회복에 중요한 역할을 수행한다.

질병의 진행 또는 치료에 관련된 상태

암은 식욕감퇴, 대사항진 상태, 음질소평형과 같은 세 가지 기본적인 영양요소와 관련이 있다. 많은 사람들에게 체중감소와 허약(weakness)은 포도당 및 단백질 대사 이상에서 기인한다. 암환자들은 탄수화물로부터 포도당을 효과적으로 생산하지 않는 대신에 자신의 조직 단백질을 분해하여 포도당으로 전환시킨다. 대개의 경우 식욕감퇴는 섭식 혹은 소화와 관련한 불쾌감에서 비롯되지만 우울증에서 기인할 수도 있다.

흡수장애는 췌장, 췌관 또는 일반적인 담관, 소화효소의 정상적인 분비기능, 담즙산 등과 같은 관련 물질 등에 암이 있을 때 나타난다. 이런 종류의 암이 있는 사람들에게는 프로트롬빈 감소, 혈액응고 문제와 더불어 소화 감소, 지방 및 지용성 비타민 흡수가 어렵다는 문제가 있다. 비타민 D 결핍은 칼슘의 흡수, 대사를 저하시킴으로써 골연화증의 위험성을 증가시킨다.

소화기관에 암이 있는 사람들은 설사, 구토 및 폐색으로 인한 흡수장애가 있을 것이다. 흡수장애는 단백질 소실, 체액(특히 나트륨과 칼륨) 및 전해질 불균형, 호르몬 불균형, 빈혈을 야기시킨다. 또한 영양 상의 문제는 수술, 방사선치료, 화학요법 등의 암치료에서 생긴다.

미국 암협회의 암예방을 위한 지침

- 금연하라
- 너무 많은 양의 술을 마시지마라
- 매일 과일과 야채를 6회 이상 섭취하라
- 저지방 음식을 섭취하라
- 건강 체중을 유지하라
- 운동을 하라
- 직사광선을 피하라

암 위험 요인의 감소를 위한 영양지침

- 비만을 피할 것: 비만은 호르몬 수치의 변화로 인해 자궁, 담낭, 유방, 장의 암발생과 상관관계가 있다.
- 지방의 섭취를 총 칼로리의 30% 이내 또는 그 이하로 제한할 것: 고지방식이는 일반적으로 고칼로리 식이이며, 비만의 요인을 증가시킨다. 고지방식이는 유방, 장, 전립선암을 촉진시킨다.
- 섬유소 음식을 많이 섭취할 것: 섬유소는 장내용물의 통과 시간을 단축시켜 장암을 예방한다.
- 발암 억제 효과가 있다고 최근 확인되고 있는 비타민 A, C, E, 셀레늄, 섬유질 섭취를 한다.
- 암을 예방하고 이겨낼 수 있는 식물성 식품을 섭취한다(**그림 18-1**).
- 염장식품, 훈연제품과 질산염을 처리한 식품을 제한한다.
- 알코올 섭취를 절제할 것: 과도한 알코올 섭취는 간암의 발생위험을 증가시킨다.

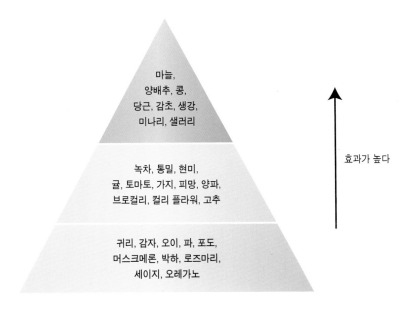

그림 18-1 암 발생 억제 효과가 확인된 식품(미국 암 연구소)

영양을 향상시키는 방법

암환자에 대한 적절한 영양치료를 제공하기 위한 개인의 영양평가를 시행하는 것이 중요하다. 초기 영양 평가는 기초 정보에 대한 개선으로부터 개인의 요구량 충족으로 변경될 수 있다. 개개인의 요구(종류, 위치, 암의 범위에 근거한), 현재의 영양상태, 개인의 바램, 내성, 혐오식품을 확인하는 것은 중요하다.

총 식이 칼로리의 양은 개인의 현 영양상태에 따른다. 영양상태가 좋은 성인의 경우, 약 2000kcal로 충분하지만, 이미 영양이 부족한 성인의 경우에는 요구량이 3000~4000kcal에 이른다.

적당한 탄수화물 섭취는 더 이상의 조직파괴를 막는데 중요하다. 이상적으로는 탄수화물이 칼로리의 대부분을 공급해야 하고, 지방은 섭취분의 약 30% 이하를 차지해야 한다.

단백질 섭취는 인체 유지에 필요한 양을 충족하고 단백질 소모를 막으며 치유 및 조직재생을 위한 질소 제공을 위해 증가할 필요가 있다.

적당한 비타민과 무기질은 영양치료에 필수적이다. 특히 비타민 B군은 에너지와 단백질 대사의 조효소이다. 비타민 A와 비타민 C는 조직 생성에 사용된다. 또한 비타민 A는 방어적인 세포면역과 세포분화에 사용된다. 비타민 C는 효소 및 면역 생물학적 기능으로 산화 방지 역할을 한다. 비타민 A, D, E는 일정한 종양 유전자를 감소시키는데 유용할 수 있다. 비타민 D는 칼슘, 인산 대사를 도우며 비타민 E는 세포벽 통합성을 보호한다. 충분한 수분 섭취도 필요하다. 수분은 화학요법제의 분해산물과 파괴된 암세포의 제거를 돕는다. 적당한 수분섭취는 자극과 염증으로부터 비뇨기계를 보호한다.

현재 암 상태는 어떻습니까(종류, 위치, 정도)?

- 당신의 선호식품 및 혐오식품은 무엇입니까?
- 식품 및 수분의 양에 관하여 무엇을 받아들일 수 있습니까?
- 영양에 관련된 당신의 현 문제점은 무엇입니까?
- 지난 24시간 동안 무엇을 먹었습니까? 보통 먹는 것입니까?
- 어떤 종류의 보조제(단백질음료, 비타민)를 사용 및 소화 흡수시켰습니까?
- 암에 관한 당신의 느낌(우울증, 불안 등)은 어떻습니까?
  그러한 감정이 당신의 영양섭취에 어떤 방식으로 영향을 끼쳤습니까?

영양섭취 개선을 위한 제안

- 개인의 영양평가에 근거한 적절한 단백질과 칼로리에 관련한 목표를 증가시킨다.
- 다양한 질감(적응할 수 있는것으로), 색깔, 향, 맛을 가진 식품을 제공한다.
- 다양하면서 이미 계획된 영양 목표의 일부인 음식을 소량씩 자주 먹도록 한다.
- 식사 전 가벼운 운동을 권유한다.
- 음식섭취를 위해 주변 환경이 도움이 된다.
  스트레스 요인을 줄이고, 천천히 먹은 후 휴식을 취한다.
- 입과 목에 궤양이 있는 사람의 경우, 담백하고 차가운 간식을 소량씩 자주 공급한다.
- 필요에 따라 국소마취제를 사용한다.
- 위생적인 구강상태를 유지한다.
- 타액 분비가 적당한지 확인하고 충분한 수분을 제공한다.

CHAPTER 19

비만과 영양

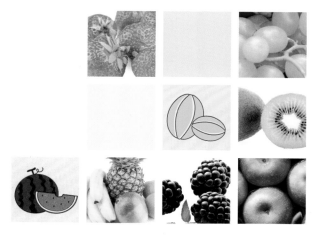

비만은 미국의 국가적인 건강문제이다. 질병관리센타에 따르면, 1985년부터 비만은 급속도로 증가했다. 미 보건복지부의 통계에 의하면, 1999년 미국 성인의 61%가 비만이고, 약 30만명이 매년 비만으로 인해 사망하며 심장병, 제 2형 당뇨병, 뇌졸중, 관절염, 암, 호흡기질환, 우울증 등의 정신질환과 같은 질병들은 과체중 또는 비만과 연관이 있다.

우리나라 국민건강영양조사에서 나타난 비만 유병률은 체질량지수 25kg/m² 이상을 비만으로 분류하였을 때 성인남자의 경우 1998년 25%에서 2005년 35.2%로 증가되었으며, 성인여자의 경우 1998년 27.0%에서 2005년 28.3%로 증가되었다. 청소년의 경우 비만율은 1998년 8.7%에서 2001년 16%로 약 2배 증가하였다. 청소년기의 비만은 성인기 비만으로 이행될 가능성이 있으므로 비만관리에 더욱 관심을 기울여야 하며, 앞으로 비만으로 인해 야기될 보건학적 및 사회경제적 문제들이 더욱 더 커질 전망이어서 적극적인 비만 예방 및 관리 정책이 필요하다.

유전적 요인은 비만 발생의 주요 역할을 하지만, 행동 및 환경적인 요인 역시 이러한 건강 위해성의 발생과 유지에 큰 부분을 차지한다. 대사, 문화, 행동, 사회경제적 지위 등은 비만에 대한 예방대책 및 치료 제도를 계획하려 할 때 반드시 고려해야 할 사항이다. 한 연구에 따르면, 과체중과 비만에 소요되는 미국의 진료비는 2002년 926억 달러에 이르는 것으로 추정된다.

영양에 영향을 미치는 행위

미 공중위생국장의 2001 과체중 및 비만 예방과 감소에 대한 실천목표에서는 과체중과 비만이 에너지 불균형에서 비롯되었다고 제시한다. 과체중과 비만은 많이 섭취된 칼로리가 충분히 사용되지 않았기 때문이다. 많은 미국인들은 활동량이 적은 편이고, 미국 성인의 40%가 여가시간에 어떠한 레저 활동도 즐기지 않고 있으며, 성인의 1/3 이하만이 권고량에 따라서(UHHS; 미 보건복지부) 하루 최소 30분 정도 신체활동을 하는 것으로 나타났다.

0.5kg(1lb)의 체중이 증가하려면, 3500kcal 이상이 필요하다. 이는 1개월 미만 동안 신체의 필요량 이상으로 하루에 청량 음료 150kcal를 마시는 것으로 가능하다(**부록 C, F** 참조).

정의

질병관리센터는 과체중과 비만을 BMI로 정의한다. BMI가 직접적으로 체지방을 측정하지는 않으나 체지방량과 상관관계가 있다. 그 외 체지방은 피부주름두께, 허리둘레, 허리-엉덩이둘레비, 정수 측정, 초음파, CT, MRI 등의 영상기법으로 평가한다.

BMI는 키와 체중으로 계산한다(성인 BMI는 이 장의 끝부분과 아동 및 청소년에 대해서는 부록 E를 참조). 미국질병관리센터(CDC)는 BMI가 25~29.9인 성인을 과체중으로, 30이상일 때는 비만으로 간주한다. 체육인의 경우는 BMI 측정 시 과체중으로 나올 수 있지만, 이는 근육량에 의한 것으로 사실 상 과체중이 아닐 수 있다. 왜냐 하면, BMI는 체지방량과 상관관계가 있기 때문이다.

국립 심장, 폐, 혈액 연구소 지침은 과체중과 비만에 연관된 건강 위해성에 다음과 같은 두 가지의 예측인자를 권고한다.

- 허리둘레(예측인자는 복부지방)
- 고혈압 및 신체 비활동성

비만의 발생원인

비만은 특별한 원인이 있어서 2차적으로 비만해 질 수도 있지만, 대부분의 비만은 특별한 원인 없이 단순히 에너지 소비량보다 과다하게 섭취함으로 유발되는 단순비만이다(표 19-1). 2차적으로 비만해질 수 있는 경우는 전체 비만인 중 5% 미만에 속하며, 그 중 3%는 내분비 질환에 의해서, 2%는 유전적 질환에 의해 발생한다.

표 19-1 단순비만의 원인

생리적 요인	연령이 증가할수록 비만해 질수 있다. 남성에서는 55세까지, 여성에서는 70세까지 체중이 증가한다. 폐경은 과체중과 관련있다.
유전적 요인	유전적 요인이 비만 발생에 중요한 역할을 한다. 양부모가 비만할 때 자녀가 비만할 확률은 80%, 한쪽 부모가 비만할 때는 40%, 양부모가 비만하지 않을 때 자녀가 비만할 확률은 7%정도 된다.
행동적 요인	비만인의 2/3는 어렸을 때는 비만하지 않았는데 성인이 되어서 비만해 진 것을 보면 생활양식이 많이 관여하는 것으로 보인다. 식이 행동은 비만을 유발하는 중요 요인이고, 과식하는 행위는 에너지의 과다섭취로 체내 지방의 형태로 축적된다. 운동 부족 및 활동량의 부족은 열량 소비 감소로 인해 체중이 증가하게 된다.
환경적 요인	가족의 공통적인 식생활 유형, TV 시청, 여가 활동, 운동 습관 등도 비만의 발생에 영향을 미친다. 사회문화적인 요소는 비만의 발생에 밀접한 영향을 미치고 서구사회의 경우 사회경제 수준이 낮고 교육정도가 낮을수록 발생빈도가 많았다.

비만과 청년

아동과 청소년들은 특히 고지방, 고칼로리의 패스트푸드와 인스턴트식품, 큰 사이즈의 음식(**부록 G** 참조), 앉아 있는 생활습관(TV 시청, 컴퓨터 사용, 오락게임, 교통수단 이용), 음식배달서비스 등을 포함한 여러 요인으로 인해 체중이 증가하기 쉽다. 1999년 6~11세 아동의 13%, 12~19세 청소년의 14%가 과체중으로 나타났다(미국보건복지부). 지난 20년간 거의 300%가 증가한 수치이다. 비만 아동/청소년이 과체중 또는 비만 성인이 될 위험성은 70%이며, 이들 부모의 한 쪽 또는 양쪽이 모두 과체중이거나 비만인 경우는 그 위험성이 80%로 상승한다.

과체중/비만 아동과 청소년은 과체중/비만 성인이 될 수 있다는 것 뿐만 아니라, 성장하면서 건강의 위험성도 더 빨리 발생할 수 있다. 아동, 청소년, 젊은 성인에게 제 2형 당뇨병, 고콜레스테롤, 고혈압 비율이 크게 증가했다. 사회적 차별과 연관되어 과체중/비만 아동, 청소년에게 낮은 자존감 및 우울증 등의 정신 이상 또한 더 많이 나타났다. 신체비만지수에 의한 과체중과 비만의 정의는 연령별로 차이가 있다.

핵심 권고 사항: 2005 식이 지침

지침: 효과적인 체중감량을 위해서는 유행다이어트나 속성다이어트에 의존하지 않는다. 항상 걷는다. 활동적이 되도록 한다. 성공했을 때는 자신에게(음식이 아닌) 포상을 내린다. 시간이 지나면서 서서히 체중이 증가하는 것을 방지하고, 음식과 음료수 칼로리를 조금 줄이고 신체 활동을 늘린다.

- 건강한 범위 내에서 체중을 유지하기 위해 음식과 음료로 섭취한 칼로리를 활동과 운동을 통해서 균형을 맞춘다.
- 시간이 지나면서 서서히 체중이 증가하는 것을 방지하기 위해서 음식과 음료수의 칼로리를 조금 줄이고 신체활동을 늘려간다.

핵심 권고 사항: 특정인구 집단을 위한 2005 식이 지침서

- 체중감량이 필요한 사람에게는 적당한 영양섭취를 유지하고, 신체활동을 늘이는 동안 칼로리 섭취를 줄임으로써 천천히 그리고 꾸준한 체중감량이 목표이다.
- 과체중인 아동에게 성장 발달과 동시에 체중증가 비율을 줄이는 것이 목표이다. 건강관리팀은 아동에게 필요한 체중감량 프로그램을 시작하기 전에 상담을 반드시 받아야 한다.
- 임산부는 건강관리팀이 지정한 적당한 체중증가를 준수한다.
- 수유여성은 알맞은 체중감소가 안전하며 유아의 체중증가에 손상을 주지 말아야 한다.
- 만성질환이 있거나 이러한 질환으로 약물을 복용하는 과체중 성인 및 아동의 체중감량 프로그램은 다른 건강상태의 적절한 관리를 유지하기 위하여 반드시 건강관리팀과 함께 시행해야 한다.

체중감량에 대한 제안

- 건강한 섭취와 신체활동에 대한 미국인을 위한 2005 식이지침서를 따른다.
- 건강관리팀과 상의하고 목표 신체 비만지수를 세운다.
- 이미 존재하는 고혈압 및 당뇨 등에 나타난 동반질환의 건강위험성 요인을 평가하고 건강관리팀의 도움으로 이 요인들을 관리한다.
- 건강하지 못한 행동을 평가하고, 자신과 변화에 대한 약속(예: 금연)을 한다.
- 체중 감량을 위해 유행하거나 속성 다이어트에 의존하지 않는다.
  아직 성장하고 있는 아동과 청소년에게 제한적인 다이어트는 바람직하지 않다.
- 즐겁게 식사하고 운동을 한다.
- 가족과 친구들의 도움을 얻는다.
- 가능한 한 걷기와 활동적인 생활을 한다.

- 성공했을 때는 자신에게 포상(음식이 아닌)을 내린다.
- 아동에게 역할모델이 된다.
- 아동과 청소년은 목표를 설정하는 데 지도를 위해서 건강관리팀과 학교상담원의 도움을 얻는다.
- 아동과 청소년을 위해 그들의 체중이 아닌 긍정적인 태도에 신경을 쓴다.
- 아동과 청소년의 경과에 사랑과 관심을 나타낸다.

비만 측정방법

BMI(body mass index)는 키와 관련하여 체중을 측정하는 것이며, 체지방 측정과 밀접하게 관련이 있다. 지방과 근육의 차이를 제시하지 않기 때문에 BMI가 항상 정확하게 체중이 건강문제를 야기할 수 있다고 볼 수는 없다.

예를 들어, 근육량이 많은 보디빌더는 과다체중 범위에서 신체비만지수가 측정될 수 있지만, 그는 여전히 건강하고 당뇨나 심장마비가 발생할 위험성이 적다.

BMI는 또한 키가 작은 사람(5feet=152.4cm 이하)인 경우나 연령에 따라 근육량이 감소하는 노년층의 경우에 체지방을 정확하게 반영하지 않을 수 있다. 그리고 아프리카미국인, 히스패닉/라틴아메리칸 여성 등의 인종, 민족 등의 신체비만지수는 체중관련 건강문제에 가장 정확한 예측 요소가 아닐 수 있다. 그러나 대부분의 사람에게 BMI는 체중으로 건강위험성을 알려주는 신뢰성 있는 요소이다(**표 19-2, 3**).

BMI는 다음의 공식으로 계산한다:

$$BMI = \frac{체중(kg)}{신장(m)^2}$$

BMI 18.5~24.9는 건강하다. 신체비만지수 25~29.9인 사람은 과체중이며, 30 이상인 사람은 비만이다. **그림 19-1**에 있는 차트에서 체중군을 찾아본다. 그 점을 그래프 아래에서 체중을 찾아서 본인의 키에 맞는 선을 만날 때까지 위로 올라가면 체중군을 찾을 수 있다. BMI가 25 이상이라면 건강문제를 개선할 좋은 기회일 것이다.

이 차트는 모든 성인에게 적용된다. 건강범위 내에 높은 체중은 근육과 뼈 무게가 많이 나가는 남자 등에 적용한다. 정상범위 내라 하여도 체중 증가가 건강문제의 위험성을 증가시킬 수 있다.

표 19-2 세계보건기구의 BMI에 의한 비만분류 및 건강 위험도(WHO,1998)

분류	체질량지수(kg/m²)	비만관련 질환의 위험
저체중	<18.5	낮음
정상체중	18.5~24.9	보통
과체중	≥25.0	
비만 전단계	25.0~29.9	경한 위험
비만 1단계	30.0~34.9	중등도 위험
비만 2단계	35.0~39.0	심한 위험
비만 3단계	≥40.0	극심한 위험

 표 19-3 아시아 성인에서 BMI에 의한 비만분류 및 건강 위험도

분류	체질량지수(kg/m²)	비만관련 질환의 위험
저체중	<18.5	낮음
정상체중	18.5~22.9	보통
과체중	≥23.0	
위험 체중	23.0 ~ 24.9	경한 위험
비만 1단계	25.0~29.9	중등도 위험
비만 2단계	≥30.0	심한 위험

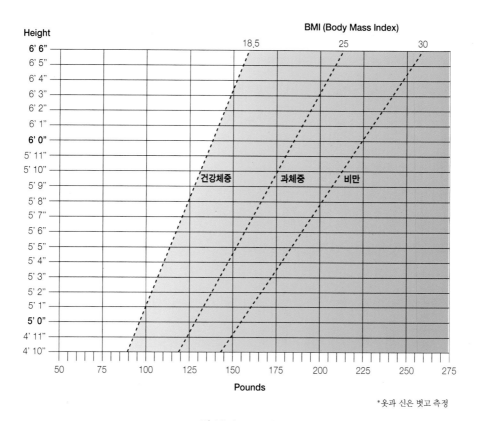

그림 19-1 BMI 차트

An information service of the National Institute of Diabetes and Digestive and Kidney Diseases (NIDDK).
Weight and Waist Measurements: Tools for Adults. http://win.niddk.nih.govlpublications/tools.htm#bodymassindex

상대체중

상대체중(relative weight)은 표준체중을 분모로 하고 실제 체중을 분자로 하여 100을 곱하여 과체중 및 비만을 평가한다. 여기의 표준체중은 미국의 Metropolitan 생명보험회사에서 500만명을 대상으로 조사한 결과에 의한 해당되는 신장에서 가장 사망률이 낮은 체중의 범위이다(표 19-4, 5).

$$비만도(\%) = \frac{실제체중}{표준체중} \times 100$$

표 19-4 신장별 Broca 공식에 의한 표준체중 산출법

신장	체중
>160cm	(신장~100)×0.9
160~150cm	(신장~150)÷2+50
<150cm	(신장~100)×1.0

 표 19-5 상대 체중에 의한 비만의 분류

분류	상대체중
저체중	<90%
정상	90~110%
과체중	110~120%
경도비만	120~140%
중등도 비만	140~200%
고도 비만	>200%

CHAPTER **20**

식품안전

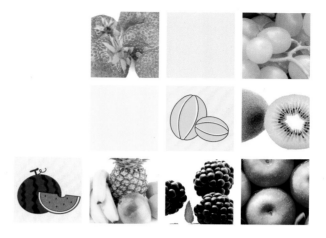

식품의 안전성에서 식품의 위험성과 안전성의 관계를 인식하는 것은 보다 바람직한 접근방법이다. 왜냐하면 거의 무해한 물질이라도 체내로 너무 많이 섭취한다면 바람직하지 않은 반응을 나타낼 것이고, 반대로 해로운 화학약품을 아주 적은 양 섭취한다면 어떤 영향도 관찰되지 않거나 효과를 나타낼 수도 있기 때문이다. 식품 안전성을 판정하는 데에는 두가지 요소가 필요하다. 첫째는 식품에 들어있는 유해성분에 의한 위험률을 측정하는 일이고, 둘째는 사회경제적 측면에서 그러한 위험을 받아들일 것인가를 결정하는 일이다. 받아들일 수 있는 위험이라는 문제는 입장에 따라 다를 수 있다. 개인적인 입장에서 위험을 받아들이는 일은 원칙적으로 개인의 판단에 달려있다. 사회적 입장에서는 가치 기준에 차이가 있고, 어떤 결정이건 사회 전체로 볼 때에 얻는 자와 잃는 자가 있을 것이므로 특정한 위험을 사회적으로 받아들일 것인지 안 받아들일 것인지는 매우 어려운 결정이다.

식중독(food poisoning)이란 음식물을 섭취함으로써 일어나는 질병이나 건강장애를 말한다. 음식물을 먹은 사람이 발열, 구토, 설사, 복통 등의 급성 위장장애를 일으키는 질병을 총칭하며, 식품에 오염된 세균, 유독물질, 동식물의 독소에 기인한 이상 증상과 함께 신경 증상도 포함된 비정상 상태를 말한다. 식중독을 일으키는 원인물질에 따라 주로 세균성 식중독, 화학성 식중독, 자연독 식중독으로 분류하고 있다(**표 20-1, 2, 3**).

표 20-1 세균성 식중독

종류	구분	경로
감염형	장염비브리오 살모넬라 병원성 캄필로박터	전갱이, 오징어, 조개류 등 → 생선회 등 쥐, 애완동물 → 고기, 계란 등 대장균 보균자 → 비위생적인 음료수 닭고기, 쇠고기, 돼지고기의 비위생적인 처리
독소형	포도상구균 보툴리누스	화농성 독소(손가락) → 슈크림, 주먹밥 등 토양, 동물의 분변

세균성 식중독(bacterial food poisoning)이란 세균이 증식한 식품을 섭취함으로서 발생하는 급성위장염을 주요증상으로 하는 건강장애를 말하며, 발병형태에 따라 감염형(infection type)과 독소형(toxin type)으로 분류한다.

표 20-2 독버섯, 복어알, 싹튼 감자 등에 의한 자연독

종류	내용
식물성	독버섯, 감자눈, 독미나리, 곰팡이 등
동물성	복어, 고동(소라, 우렁이) 등

표 20-3 수은, 카드뮴 등의 유해 중금속 물질에 의한 화학적 식중독

종류	내용
부적절한 시용에 의한 것	식품첨가물 등
환경오염에 의한 것	유해 중금속
우연 또는 돌발적인 사고	PCB, 농약, 세제 등
기구, 용기, 포장에 의한 것	유해 중금속

식중독 증상

일반적 증상

원인이 되는 식품을 먹으면 곧 발생하거나 몇 시간에서 하루 안에 발병한다. 갑자기 메스꺼움, 구토, 격심한 복통과 설사가 온다. 열은 있을 때도 있고 없을 때도 있다. 이어서 온몸이 몹시 나른하고 식은땀을 흘리며 창백한 얼굴로 대굴대굴 뒹굴면서 괴로워한다. 또는 축 늘어져 맥이 약해지고 의식이 몽롱해진다. 또한 경련을 일으키거나 수족이 마비되어 움직일 수 없게 되기도 한다(표 20-4).

특수 증상

감염형 식중독

원인식품을 먹고 나서 수 시간 내지 수 십 시간 후에 급성위장염 증상(복통, 메스꺼움, 구토, 설사)이 있고 열이 나는데, 심한 경우에는 사망할 수도 있다.

독소형 식중독

현기증이 있고 물건이 두 개로 보이며, 호흡곤란 등의 증상이 있다. 포도상구균 중독은 식후 발병하기까지 3시간 전·후로 잠복기가 짧은 것이 특징이다.

부패식품 중독

가벼운 복통 설사가 수 일 간 지속되는 경우가 많다.

 표 20-4 자연독 중독

구분	증상
모시조개, 굴	쌀알만한 피하출혈에 이어 황달이 나타난다. 짧게는 12시간 후, 길게는 1주일 후, 보통 2~3일 후 증상이 나타난다.
독버섯	빠르면 1~2시간 후, 늦어도 십 수 시간 지나면 증상이 나타난다. 일반적으로 증상이 나타나기까지의 잠복기가 짧을수록 경증이고, 길수록 중증이 되는 수가 많다.

알레르기와 식중독의 차이

식품 알레르기와 식중독의 차이를 살펴보면, 알레르기는 개인의 체질과 관련된 것으로 알레르기 원인물질이 체내로 들어올 때 항체와 히스타민 계통의 물질을 형성하여 발진, 가려움증 등을 동반하는 증세를 나타난다. 이 경우, 동일한 식품을 여러 사람이 섭취해도 특정한 사람에게서만 증세가 나타나며, 이것을 식중독이라고 하지는 않는다. 다만 부패균에 의해 변질된 식품을 섭취하고 발생하는 두드러기 증세는 식중독으로 볼 수 있다. 식품을 취급할 때 위생적으로 보관하고 다루는 것은 식중독의 발생위험을 감소시킨다(표 20-5).

식중독 예방

① 세균을 묻히지 않는다(청결 수칙).

   a. 시설, 도마, 식칼 등의 기구, 손의 세척 및 소독을 철저히 행한다.

   b. 정기적으로 건강검진을 하고, 손에 상처가 있는 사람과 설사하는 사람은 조리작업을 금한다.

   c. 조리장 내외의 청소와 위생복 착용을 철저하게 지킨다.

② 세균을 증식시키지 않는다(신속 또는 냉장 수칙).

   a. 식품(원재료를 포함)에는 원래 다소의 식중독균이 부착되어 있는 것이 많기 때문에 균이 증가할 수 있는 시간적 여유를 주지 않도록 신속하게 조리하여 제공한다.

   b. 균이 증식하기 쉬운 온도에 방치하는 시간을 짧게 하고, 냉장고(10℃ 이하, 가능하면 5℃ 전후)에서 보관한다.

   c. 많은 양을 가열 조리한 식품은 소량으로 나누어 빨리 냉각시킨다.

③ 세균을 죽인다(가열 수칙).

   a. 가열할 수 있는 식품(식육 등)은 충분히 가열, 조리한다.

   b. 열에 강한 식중독균의 사멸을 위하여 전날에 가열 조리된 식품은 제공하기 전에 반드시 충분히 재가열한다.

표 20-5 식품보관법

구분	식품보관법
육류	냉장상태에서 즉시 요리해서 먹는 것이 가장 좋다. 구입 후 1일 정도 보관할 경우에는 얼리지 말고 냉장실에 보관하고, 그 이상 저장하려면 한번에 사용할 만큼씩 나누어 비닐봉지에 싸서 냉동실에 보관한다.
어패류	생선과 조개는 다른 식품보다 세균 번식 속도가 빨라서 보관이 소홀하면 못 먹게 되는 경우가 많으므로, 내장을 제거하고 소금물로 깨끗이 씻어 물기를 없앤다. 고등어는 단백질 구성성분인 히스티딘을 가지고 있는데 이 성분은 부패가 시작되면 히스타민이라는 유해성분으로 바뀌어 신진대사의 기능이상을 가져와 알레르기 증상이 일어나기도 한다. 새우는 대부분이 냉동품을 해동한 것으로 한번 해동한 것을 다시 냉동하면 신선도가 급격하게 떨어지므로 가능한 냉동은 피한다.
야채류	물기를 제거하고 포장지에 싸서 냉장 보관한다. 무와 같은 뿌리야채는 씻지 않은 상태에서 비닐에 넣어 보관하면 쉽게 상하지 않는다. 시금치나 잎이 많은 야채는 장기 보관할 경우 소금물에 살짝 데쳐 물기를 꼭 짠후 냉동실에 보관한다. 야채류는 저장기간이 길수록 비타민 C가 많이 파괴된다.
기타	치즈: 냉장실에 보관하고 덩어리 치즈는 잘라낸 부분을 반드시 비닐 랩에 싸서 보관하며, 곰팡이가 생겼을 경우 그 부분만 잘라낸다. 두부 : 모판에서 파는 것은 바로 먹는 것이 가장 좋으나 보관하려면 찬물에 씻은 뒤 물에 담가 냉장고에 보관한다. 포장된 두부는 개봉하면 비닐 랩에 씌워둔다.

영아, 아동, 노인, 허약체질인 사람들은 특히 식품매개질병에 걸리기 쉽다. 대장균은 최근에 캐나다와 미국 아동에게 소화기 질병과 사망을 일으켜 왔다. 합병증으로 발전할 위험에 취약한 집단은 암, 당뇨, 간질환, 혈색소 침착증, 위질환, 외과수술 전의 사람들이다. 특히 HIV/AIDS 등의 면역계 손상자, 관절염이나 천식 같은 질환으로 인한 장기 스테로이드 투약자들은 특히 걸리기 쉽다.

2005년 미국인을 위한 식이 지침은 다음과 같다. 손을 씻고 음식물의 표면과 과일, 채소를 만진다. 날 것과 조리된 음식, 바로 먹을 수 있는 음식을 분리한다. 안전한 온도에서 음식을 조리한다. 상하기 쉬운 음식은 즉시 차갑게 냉각시킨다. 유아와 어린 아동, 임산부, 노인, 면역체계가 손상된 사람들은 저온살균하지 않은 생우유 또는 이로 만든 유제품, 생계란 또는 반숙한 계란, 생 계란을 넣은 음식, 날로 되었거나 덜 익힌 고기와 닭고기, 날로 되었거나 덜 익힌 생선 또는 조개, 저온 살균하지 않은 주스, 생 콩나물을 먹지 않아야 한다.

질병이 있는 사람은 음식을 다루어서는 안된다. 아픈 사람뿐 아니라 코, 입, 머리카락을 만진 사람들은 저장과 조리 중에 음식 가까이에 있어서는 안되며, 조리를 하는 동안 음식을 맛보거나 시식하지 않는다. 조리 도구 및 장비 등의 조리환경은 사용 중에 철저히 세척해야 한다. 도마는 식품, 특히 생고기를 조리할 때의 교차오염을 예방하기 위해서 반드시 적절하게 세척해야 한다. 속담인 "뜨거운 음식은 뜨겁게, 찬 음식은 차갑게"는 여전히 적용되는 말이다. 조리된 음식은 15.6~51.7℃(실내온도 또는 그 이상)에 2시간 이상 있어서는 안된다. 크림파이, 육즙, 마요네즈가 첨가된 음식은 즉시 냉장고에 넣지 않으면 오염되기 쉽다. 먹다 남은 음식은 형성됐을지도 모르는 박테리아 세포를 박멸하기 위해 73.9℃에서 재가열해야 한다.

뜨거운 음식은 찬물의 냉각기에서 식혀야 한다. 왜냐 하면, 박테리아가 생기기 좋은 매개물을 제공하므로 주방 조리대에서 천천히 식혀서는 안된다.

생고기는 냉장고에서 7일 이상 저장해서는 안된다. 생닭고기, 생선, 간 고기는 2일 이상 보관해서는 안되며, 특히 갈은 고기는 위험할 수 있다. 절단면 또는 도구가 조리 도중에 오염되었다면, 세균은 고기 표면 뿐만 아니라 고기 전체에 있을 수 있다.

소비자는 제품 중에 특히 달걀, 인스턴트 가공육, 유제품과 같은 상하기 쉬운 제품의 유통기한을 확인해야 한다. 미 농무부(USDA) 검사육, 저온 살균한 우유 및 유제품, 생선과 같이 식품안전에 대한 정부규격을 충족한 식품만을 구매해야 한다. 특히, 음식 중에 돼지고기와 돼지고기 제품은 철저하게 조리하여 식품매개질병을 예방해야 한다.

여행 중이라면 수질 안전을 확인하고, 특히 미국과 캐나다 외부지역의 여행에 필요한 음료를 준비한다. 급수가 의심스러울 경우에 소비자들은 샐러드에 사용할 과일과 채소를 씻는데 사용할 수 있는 얼음 녹은 물과 같은 오염수의 상태를 알아야 한다.

건강관리팀은 식품매개질병의 예방에 대해 가르치고 정보를 제공할 수 있다. 식품안전에 대한 교육의 기회는 건강진료시설과 지역사회에서 많이 행해지고 있다.

핵심 권고 사항: 2005년 미국인을 위한 식이지침

개인위생은 예방에 필수적이다. 철저한 손 세척은 날 것 또는 조리된 음식을 다루기 전 필수사항이다. 화장실을 사용한 후에는 비누와 뜨거운 물로 씻고 철저하게 건조시켜야 한다.

2005년 미국인을 위한 식이지침: 식품 안전문제를 예방하기 위한 행동 목록

- 손을 씻고 과일, 채소, 음식물의 표면을 잡고 먹는다. 닭고기와 날고기는 접촉에 의해 다른 식품에 박테리아를 퍼트릴 수 있기 때문에 씻지 말아야 한다.
- 날 것과 조리된 음식, 바로 먹을 수 있는 음식을 구매할 때, 준비할 때, 보관할 때에 분리해 놓는다.
- 안전한 온도에서 음식을 조리한다.
- 상하기 쉬운 음식은 즉시 차갑게 냉각시킨다.

　영아와 어린 아동, 임산부, 노인, 면역체계가 손상된 사람들은 저온살균하지 않은 생우유 또는 이로 만든 유제품, 생계란 또는 반숙한 계란, 생계란을 넣은 음식, 덜 익힌 고기와 닭고기, 덜 익힌 생선 또는 조개, 저온 살균하지 않은 주스, 생콩나물을 먹지 않아야 한다. 임산부, 노인, 면역체계가 손상된 사람들은 뜨겁게 데워 재가열한 델리식품과 소시지만을 먹어야 한다.

안전한 조리와 식품 취급을 위한 온도규정

　박테리아는 4.4~60℃에서 20분 내에 2배로 급속도로 증식한다. 이러한 위험 온도에서 식품을 보관하려면 찬 음식은 차갑게, 뜨거운 음식은 뜨겁게 보관해야 한다.

　냉장고, 냉각기 또는 얼음 위에서 찬 음식을 보관한다. 냉장고 온도는 4.4℃ 이상, 냉동실 온도는 -17.8℃ 이상으로 올라가지 않도록 설정한다. 오븐, 가열한 음식 보온용 기구, 미리 가열한 스팀테이블, 전기요리냄비, 워밍트레이에 뜨거운 음식을 보관한다. 고기, 닭고기, 캐서롤이 **그림 20-1**에서 나타내는 것처럼 조리하기에 적절한 온도인지를 확인하기 위해서 조리된 음식의 내부 온도를 청결한 온도계로 측정한다.

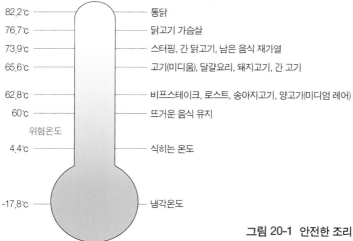

그림 20-1 안전한 조리 및 음식 유지온도

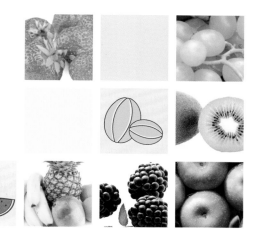

CHAPTER 21

알코올 섭취와 영양

알코올은 신체가 영양을 소화, 저장, 사용하고 배설하는 능력을 방해한다. 알코올을 남용하는 사람은 제대로 먹지 않을 것이므로 비타민과 미네랄 섭취가 제한되고, 대개의 경우 이들의 영양소를 사용하는 신체 능력은 현저하게 감소한다.

알코올의 병태생리

알코올은 중추신경계 억제제로서 신경전달물질인 GABA(Gamma Aminobutylic Acid)의 활동을 억제함으로써 뇌에 영향을 미친다. 알코올의 자극 효과가 일어나면 뇌의 고위 중추 신경계는 GABA의 억제로 인해 자기 조절과 판단에 가장 먼저 영향을 받는다. 뇌에 알코올이 축적되면 뇌의 변연계(limbic system)와 뇌간이 점진적으로 억제되어 중독이 일어나고 의식을 잃게 된다.

알코올의 인체내 흡수, 대사, 배설

알코올은 소화기내 여러 부위를 거치면서 점막을 통하여 혈관 속으로 흡수된다. 가장 먼저 통과하게 되는 구강과 식도에서는 매우 소량만이 흡수되고, 위와 대장에서는 구강과 식도에서보다는 많지만 역시 소량이 흡수되며, 대부분이 소장 상부에서 흡수된다(표 21-1, 2).

알코올 흡수 속도를 증가시키는 요인

· 위 내용물이 빠른 속도로 제거된 경우

· 소화기내에 단백질이나 지방, 탄수화물이 없을 때

· 술에 포함된 다른 협동작용물(congener)이 없을 때

· 술에 포함된 에탄올 농도가 어느 수준으로 희석되어 있는 경우(20%에서 최대로 흡수됨)

· 샴페인과 같이 탄산화시킨 술을 마신 경우

 표 21-1 시판되는 술에 함유된 에탄올의 농도

술의 종류	에탄올 농도(%)	1병의 양(ml)	순수에탄올의 양(ml/병)
맥주	4.5	355	13
막걸리	6.0	1000	48
포도주	12~14	700	73
정종	15.0	360	43
소주	25.0	360	72
위스키	40.0	360	115
고량주	50.0	250	100

순수에탄올의 양 = 에탄올 농도 × 1병의 양 × 0.8(알코올의 비중)

 표 21-2 알코올의 신체 행동에 대한 효과와 체외로 제거하는데 소요되는 시간

알코올 소모량(ml)	혈중 알코올 농도(% = mg/dl)	신체와 행동에 대한 효과	제거시간(시간)
16	0.03	감정의 변화	2
32	0.06	안정감과 편안함을 느낌	4
48	0.09	감정과 행동이 격앙되고 판단에 지장이 옴	6
64	0.12	움직임이 둔해지고 말하는데 지장이 옴	8
80	0.15	명백한 중독 상태가 됨	10

신체 기관에 알코올이 미치는 영향

- 중추신경계는 기능을 억압하여 기억 상실, 집중력 상실, 억제기능 감소와 자기조절과 판단능력 저하가 나타난다.
- 심맥관계는 맥박 증가, 저혈압과 함께 혈관운동 억압과 피부혈관 확장이 나타난다.
- 근곡격계는 피로인지 및 근 운동력 감소가 나타난다.
- 면역계는 감염의 민감성이 증가한다.
- 위장계는 위분비 자극과 위산 분비가 증가하고 위장점막을 자극하여 구토, 변비, 설사가 나타날 수 있다.
- 간은 알코올 섭취 초기에는 변화가 없으나 지연반응으로 간경변증, 간세포 손상, 간부전, 응고인자 방해 등이 나타날 수 있다.
- 신장은 항이뇨호르몬 억제로 이뇨효과가 나타난다.
- 췌장은 상복부의 통증이나 구토와 복부근육 경직이 나타날 수 있고, 지연반응으로 췌장염이 올 수 있다.

다음의 사람들은 절대 음주를 금해야 한다.

- 가임연령으로 임신 가능성이 있는 여성
- 임신 또는 수유여성
- 아동 및 청소년
- 알코올과 반응할 수 있는 약물을 복용하는 사람
- 특정 질병 상태에 있는 사람
- 각성이 필요한 활동, 기술, 조정에 참여하는 사람(coordination)

핵심 권고 사항: 2005 식이 지침

- 알코올성 음료의 섭취는 분별있게 적당히 먹는다(여성 - 하루 1잔, 남성 - 하루 2잔).
- 알코올 섭취를 제어할 수 없는 개인은 음주를 금해야 한다.
- 가임연령으로 임신가능성이 있는 여성, 임신 또는 수유여성, 아동 및 청소년, 알코올과 반응할 수 있는 약물을 복용하는 사람, 특정 의학적인 상태에 있는 사람들은 음주를 금해야 한다.
- 각성이 필요한 활동, 기술, 운전 또는 기계 조작 등을 다루는 사람은 금주해야 한다.

과다한 음주의 위험성

적당한 알코올 소비는 45세 이상의 남성과 55세 이상 여성의 관상동맥 심질환을 줄일 수 있지만, 심장병의 위험성을 줄이기 위해 건강한 다이어트, 신체활동, 금연, 건강한 체중 유지 등의 생활양식의 변화를 고려할 필요가 있다. 음주여성은 유방암에 걸릴 위험성이 비음주여성보다 더 높다. 임신기간 중 알코올에 노출된 태아는 태아의 알코올증후군으로 인한 정신지체, 태아의 알코올 효과로 인한 행동 및 학습 문제의 위험이 있다.

알코올과 영양

술을 적당하게 마시지 못하는 사람은 두 단계에서 영양이 손상될 가능성이 있다. 첫째, 음주는 질 좋은 음식의 섭취를 줄일 것이다. 알코올 중독자들은 탄수화물, 지방, 단백질, 비타민, 미네랄의 일일섭취량을 거의 고려하지 않고 알코올에서 하루 총 칼로리의 50% 정도를 섭취하는 것으로 보인다. 둘째, 알코올은 췌장으로부터의 소화효소 분비를 감소하여 음식의 분해를 방해할 것이고, 위장 내 세포를 손상시킴으로써 영양의 흡수를 억제할 것이며 지방이나 비타민 A와 같은 영양소의 운반, 저장, 분비에 문제를 가져올 것이다.

음식물 섭취가 적당하더라도 알코올의 존재는 포도당 수치의 조절을 방해할 수 있고 고혈당 또는 저혈당을 초래할 수 있다. 음주를 통해 과다한 칼로리를 섭취하는 사람들은 체중이 많이 늘어나지 않을 수도 있다. 만성 음주효과는 에너지보다는 열대사 체계 변화를 일으키기 때문이다.

알코올은 소장과 간에서 아미노산의 처리를 손상시켜 단백질 영양에 영향을 끼친다. 비타민 A, E, D는 식이지방과 더불어 거의 흡수되지 않는다. 만성적인 음주는 또한 비타민 C, K, B 복합체의 흡수문제를 야기한다. 알코올 유발성 비타민 결핍은 야맹증(비타민 A), 골연화(비타민 D), 혈액응고(비타민 K)와 상처치유 및 세포유지(비타민 B 복합체)의 부족을 초래한다.

알코올로 인한 미네랄결핍은 지방의 흡수불량 때문에 칼슘흡수를 감소시킨다. 위장 내 출혈로 인한 철 결핍과 아연의 흡수불량은 피부병변을 부른다. 장기적인 음주의 결과로 비타민 A와 D가 흡수되지 않아서 영양부족을 겪을 수 있다. 장기적인 알코올에의 노출은 또한 췌장의 기능을 손상시키며, 신경손상(베르니케 코르사코프 증후군)이 발생할 수도 있다.

알코올 중독의 치료

알코올 남용하는 이들의 진료기준에 대한 순환 단백질, 비타민, 미네랄의 정확한 수치가 확립되지 않았다. 알코올중독의 진료와 치료를 위한 영양요법의 유효성을 설명하는 조사가 거의 없음을 기억해야 한다. 더불어, 영양소 특히 지용성 비타민 등의 대량투여는 초과공급이 될 수 있음을 명심한다.

음주문제의 주요부분은 알코올중독과 관련되어 있기 때문에 최근에 수행된 음주의 원인에 관한 연구는 사실상 대부분이 알코올중독의 원인에 관한 것으로 알코올관련 문제 발생에 대한 유전과 행동, 환경적인 영향의 상대적인 기여도에 대해서는 연구가 진행 중이다. 현재까지 밝혀진 바에 의하면 알코올중독증은 여러 가지 원인이 다양하게 작용하여 발생되며, 그 중 유전적인 요인이 상당히 중요한 요인이라고 알려져 있다.

유전적 요인으로 입양아와 쌍둥이들에 대한 연구, 가족 내 연구에서 유전이 알코올중독증에 역할을 한다는 것이 증명되었다. 알코올중독 부모의 자녀는 비 음주 가정에서 양육되어도 원래의 부모 밑에서 자라는 것 만큼이나 많이 알코올중독에 빠질 수 있다. 알코올중독자의 근친은 알코올중독에 빠질 위험이 그렇지 않은 사람에 비해 4배나 높다는 보고가 있다.

환경적 요인에서 음주형태는 문화와 가족행사 등에 의해 정해지는데, 개인은 이런 것들에 대해 긍정적으로 혹은 부정적으로 반응하여 자신의 음주형태를 세워나가야 한다. 직장이나 가정, 다른 사회상황에서 바람직하지 않은 환경으로부터 벗어나려는 시도의 결과로 알코올남용 문제가 생길 수 있다. 또한, 주변에서 술을 흔히 구할 수 있다는 것도 음주형태에 영향을 미친다.

알코올 관련 문제 발생의 위험이 높은 사람

- 알코올 중독이나 우울증의 가족력이 있는 사람

- 과거력 상 약물이나 알코올관련 문제가 있었던 사람

- 절대 금주 가정에서 자란 사람

알코올과 관련된 용어 정리

- 1잔
  맥주 12oz, 와인 5oz, 80도(proof) 증류주 1.5oz

- 적당한 음주
  여성은 하루 1잔, 남성은 하루 2잔 정도이다.

- 폭음
  폭음은 일반적으로 한번에 짧은 시간 내에 5잔 이상을 마시는 것이다.
  여성의 경우 폭음은 대개의 경우 4잔 이상을 마시는 것을 뜻한다.

- 과음
  과음은 여성의 경우 하루 1잔 이상, 남성의 경우 하루 2잔 이상을 뜻한다.

- 음주갈망
  음주갈망은 음주에 대한 강한 욕구와 충동이다.

- 자제력 상실
  자제력 상실은 주어진 때에 음주를 제한할 수 없는 것을 말한다.

- 신체적 의존성
  신체적 의존성은 과음기간 후 금주를 했을 때 메스꺼움, 발한, 불안정, 불안 등이
  나타나는 금단증상이다. 즉, 내성이 생겨 더 많은 음주량을 필요로 하는 상태를 말한다.

CHAPTER 22

수분균형과 영양

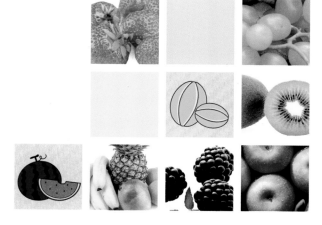

체액

성인의 경우, 체중의 60%를 차지하고 있는 체액 속에는 수분과 각종 전해질 및 유기물질이 포함되어 있다. 체액(body fluid)은 체중의 60%를 차지하고 세포내액(intracellular fluid, ICF)에 체중의 40%, 세포외액(extracellular fluid, ECF)에 체중의 20%가 있고, 세포외액은 간질액(interstitial fluid, 체중의 16%)과 혈장(plasma volume, 체중의 4%)이 있다.

체액량은 연령이 증가함에 따라 감소하여 태아는 체중의 90%가 수분인 반면, 65세 노인은 체중의 40%가 수분이다. 성별로 보면 체액량은 청년 초기까지는 남, 녀간 차이가 없으나, 그 이후는 동일한 체중인 경우 남자가 여자보다 지방이 적고 수분의 함량은 많다. 또한 같은 연령, 성, 체중인데도 개인차가 생기는 이유는 주로 체내 지방함유량의 차이에 기인한다. 피부, 근육조직의 수분 함유량이 70%인데 비해, 지방조직의 수분 함유량은 약 10%이다. 성인의 경우 인체에서는 계속적으로 피부와 폐를 통한 불감소실이 일어나고, 대사 결과 생성된 노폐물을 소변으로 배설하기 위해 하루에 최소한 500ml 정도의 수분이 필요하다. 따라서 기본적으로 요구되는 수분 요구량은 1,500ml이며, 정상적인 수분 균형을 위해 필요한 최소량은 하루 2,000ml이다. 더운 환경의 노출, 고열, 호흡이 항진된 경우에는 하루 5,000ml 이상의 수분이 필요하며, 이보다 적은 량의 수분을 섭취하는 경우 탈수가 일어난다.

수분의 기능은 체표면으로부터 증발하여 열을 이동 또는 방출함으로써 정상적인 체온을 유지하고 노폐물을 배설시키며, 체내에서의 모든 이동을 가능하게 한다.

표 22-1 전해질이 풍부한 음식

전해질	음식
나트륨	소금, 우유, 런천미트, 베이컨, 조미한 땅콩, 통조림, 토마토 주스, 올리브, 오이피클
칼륨	바나나, 아보카도, 감자, 오렌지 주스, 토마토주스
칼슘	우유, 치즈, 아이스크림, 브로컬리, 요구르트
마그네슘	땅콩, 땅콩버터, 계란노른자, 바나나, 해산물, 초코렛
인	우유, 치즈, 요구르트, 육류, 생선, 땅콩

전해질의 기능은 신경-근육의 흥분성을 증가시키며, 신체의 체액량과 삼투압 농도를 유지하고, 체액구간에 체액을 분배하고, 산-염기 평형을 조절하는 기능을 한다.

전해질이라 불리는 몸속의 무기질은 세포 내부와 외부의 균형을 유지한다. 우리 몸에서 물은 영양소를 여러 곳으로 운반하고 배설물을 제거하며, 열기와 냉기에 대한 적응력을 제공하고 적당한 산-염기 균형을 유지하는데 도움을 주는 등 여러 가지 기능을 가지고 있다. 또한 물은 충격 흡수와 같은 상황에서 예비 시스템을 만들고, 태아를 위해 온도를 조절하며 필요에 따라 세척이나 보호의 기능도 한다(표 22-1).

신장은 몸의 수분 상태를 유지하는 기능을 한다. 예를 들면, 신장은 수분의 공급 양이 감소할 때 수분을 보존하며 수분의 양이 너무 많을 때 신체 내부에 있는 대량의 수분을 배설한다. 삼투압 수용체계는 나트륨에 민감한 뇌의 시상하부에 위치해 있다. 나트륨의 농도가 증가할 때 삼투압 수용체는 뇌하수체로 항이뇨 호르몬을 배출하라고 통보하며 이로 인해 신장에서 수분을 재흡수하게 된다.

갈증과 물을 마시는 행동의 반복만으로도 정상적인 수화를 유지하는 것이 가능하다. 하지만 열에 오랫동안 노출되어 있거나 에너지 소모가 큰 활동을 계속하는 사람들은 갈증에 기인하는 것보다 더 많은 양의 수분을 섭취해야 한다(표 22-2).

맛, 섭취 가능성, 문화적 패턴, 개인적인 습관, 시상하부의 삼투압 수용체의 삼투압 농도, 감소된 혈액량과 혈압, 안지오텐신 II의 증가 및 입과 식도를 둘러싸고 있는 점막의 건조한 상태가 갈증을 유발한다.

사람들은 물을 너무 적게 마시거나 카페인이 많이 함유된 음료, 당 물질이 많은 액체 및 술을 마실 때 탈수의 위험을 감수한다. 이뇨제를 섭취하고 있는 사람은 나트륨 및 칼륨의 불균형을 경험할 수 있으며, 주의 깊게 모니터 할 필요가 있다. 건강한 생활방식을 유지하려면 물, 주스, 우유 및 카페인이 함유되지 않은 액체를 마셔야 한다.

표 22-2 탈수의 증상과 징후

수분소실(체액량의 %)	증상과 징후
1	갈증
5~8	피로감, 체온 및 맥박수의 증가, 의식장애
11~15	섬망, 청력소실, 신부전
20	사망

적당한 수분균형을 유지하는 주요지침

- 매일 2300mg(약 1tsp의 소금)보다 적은 양의 나트륨을 섭취해야 한다.
- 매일 최소한 4700mg의 칼륨을 섭취해야 한다.
- 20세 이상의 남성은 매일 3.7L의 물을 마실 필요가 있다.
- 20세 이상의 여성은 매일 2.7L의 물을 마실 필요가 있다.

더운 날씨의 영향

날씨가 더울 때, 특히 습도가 높을 때는 몸이 신체의 열을 효율적으로 제거할 수 없기 때문에 몸을 시원하게 유지하는 것이 중요하다. 탈수에서 고려해야 하는 위험 요소는 나이, 비만, 심질환 및 처방되었거나 처방없이 상용되는 약품의 남용, 알콜섭취, 탈수된 경험의 여부 등이다.

날씨가 더울 때는 활동량이나 갈증에 상관없이 섭취하는 수분의 양을 늘리는 것을 권장한다. 더운 날씨에서는 매 시간마다 2-4컵(16-32oz) 정도의 알코올이 함유되지 않은 시원한 액체를 마실 필요가 있다. 또한, 차가운 액체는 배탈의 원인이 될 수 있으므로 너무 차가운 액체는 삼가해야 한다. 이뇨제를 섭취하고 있는 사람은 액체 섭취량에 대해서 먼저 의사와 상의해야 한다.

탈수의 신호

- 갈증(thirst)
- 메스꺼움(nausea)
- 두통(headache)
- 어지러움(dizziness)
- 무기력(weakness)
- 호흡곤란(difficulty breathing)
- 언어곤란(difficulty speaking)
- 정신적 혼란(mental confusion)
- 초조함(impatience)
- 집중력 저하(decreased concentration)
- 식욕 상실(loss of appetite)
- 비틀거림(stumbling)
- 근육 경련(muscle spasm)
- 소변량 감소(decreased urine output)

CHAPTER 23

섭식장애와 영양

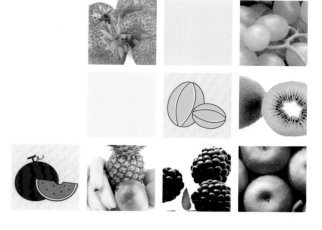

섭식장애는 시간이 지남에 따라 먹는 행동에 심각한 불편을 준다. 두가지 종류의 섭식장애가 존재하는데, 그것들은 신경성 식욕부진(anorexia nervosa)과 신경성 폭식증(bulimia nervosa)이다. 세 번째 종류는 DSM-IV(1994)의 분류로써, 폭식증(binge eating)을 포함한 명확하게 분류되지 않은 섭식장애이다.

신경성 식욕부진은 자신의 나이와 키에 맞는 정상적인 몸무게를 유지하기를 거부하며, 몸무게가 늘어나는데 심한 두려움을 가지고 있고 몸의 형태와 치수에 대해 심각하게 잘못 인식하고 있는 상태이다. 청소년 초기의 여성들에게 신경성 식욕부진과 함께 나타나는 다른 증상으로는 생리불순이 있다. 이 질병은 두 가지 종류로 분류할 수 있는데, 제한(다이어트, 단식 및 운동의 결과로 인한 체중감소)과 폭식과 배설하는 것(구토, 하제, 이뇨제, 관장제 등을 사용)이다.

신경성 식욕부진을 보이는 대상자는 다른 사람들이 당황할 정도로 왜곡된 신체상을 가지고 있다. 또한, 자신은 음식을 거의 먹지 않으면서도 다른 사람을 위해 요리하고 음식에 대한 강박적인 집착과 함께 칼로리를 소비하기 위해 강박적으로 격렬한 운동에 참여하는 특징을 가진다.

호발연령은 10대 후반으로 주로 사춘기 소녀들에게 많다. 30대 이후에는 발병이 극히 드물고 5~15%의 사망률이 있다. 또한 신경성 식욕부진증이 사람들은 대개 지적 수준이 높고 내성적, 이기적, 완벽주의적인 젊은 독신여성이 많고 식욕억제, 식욕부진, 음식혐오, 체중감소, 기초대사 저하, 무월경, 탈모증, 악액질 등의 특징적 증상이 있고 가끔 과식을 한 후에 토해 버리기도 한다.

신경성 식욕부진 대상자의 관리 지침

- 개인적인 기호식품에 기초하여 영양이 높은 음식을 제공한다.
- 고섬유소 혹은 저나트륨 식이는 변비와 체액 보유의 증상을 조절하는데 도움이 된다.
- 자극적이며 이뇨제 역할을 하는 카페인을 피한다.
- 긍정적인 자아상을 갖도록 돕는다
- 사춘기의 청소년에게 독립심 및 행동에 대한 책임감을 갖도록 한다.
- 어린이의 생활에서의 스트레스를 인식하고 지지한다.
- 정상적인 운동에 대해 교육한다.
- 섭식장애가 의심되면 전문가의 도움을 구하도록 조언한다.

신경성 폭식증(bulimia nervosa)는 가장 흔한 섭식장애로 폭식을 한 뒤, 체중의 증가를 예방하기 위한 여러 방법들을 사용하는 것이다. 이러한 질병을 가진 사람들은 몸의 형태와 치수에 대해 걱정한다. 신경성 폭식증에 영향을 받는 사람들은 다양한 종류의 음식(대부분 달콤하고 칼로리가 많은 음식)을 많이 먹는다. 폭식은 제한된 시간에 행해지며, 그 시간은 보통 2시간 이하이다. 이 병은 두 가지 종류로 분류할 수 있는데, 그것은 배설하는 것(하제, 이뇨제 및 관장의 정기적 사용과 자신이 유도하는 구토)과 배설하지 않는 것(단식이나 과도한 운동을 하지만 하제, 이뇨제 및 관장을 정기적으로 사용하지 않음)으로 분류된다.

이러한 신경성 폭식증의 진단기준은 첫째, 반복되는 폭식과 폭식 행위에 대한 통제력의 상실이다. 폭식이란 한번에 집중적으로 많은 양의 음식을 먹어치우며, 대부분의 일반인들이 동일한 상황 및 시간 동안 먹는 것보다 많은 양을 먹는 것을 말한다. 폭식행위에 대한 통제력의 상실은 배가 부름에도 불구하고 먹는 것을 멈출 수 없을 것 같은 느낌을 갖고 무엇을 얼마나 먹어야 할 것인지에 대한 조절력의 상실 상태를 의미한다. 둘째, 체중증가를 방지하기 위해 스스로 구토를 유발하거나 하제, 구토제, 이뇨제 혹은 식욕억제제를 남용하거나 단식을 하거나 심한 운동을 한다. 셋째, 폭식하고 배설하는 일들이 보통 3달 동안 1주일에 평균 2회 정도 한다. 넷째, 신체형과 체중에 대한 끊임없는 지나친 관심으로 신체모양, 체중, 음식에 몰두하여 비만에 대한 비합리적인 공포를 가지고 있다.

신경성 폭식증 대상자들은 신경성 식욕부진 대상자들과 달리 정상체중의 85% 이상이거나 정상 혹은 정상을 약간 넘는 체중을 가진다. 정신적 부작용으로는 폭식증 대상자들은 음식을 많이 먹고, 이를 토하는 모습을 다른 사람에게 노출하고 싶지 않기 때문에 대인관계나 기타 사회적 행사를 기피하게 된다. 신체적 부작용은 신경성 식욕부진 대상자보다 영양불량 상태가 덜 심각하여 심각한 합병증은 적으나 무기력, 피로, 오심, 변비, 복통, 무월경 등이 나타난다.

폭식증(binge eating)은 2시간 이내의 짧은 시간에 다른 사람들과는 다르게 확실히 많이 먹는데, 먹는 것을 중단할 수 있는 자제력이 부족한 상태를 말한다. 환자는 음식을 빨리 먹음으로 섭식이 제어되지 않았음을 보여준다. 이러한 폭식증은 특히 스트레스, 우울, 상황의 변화 등에 따라 반복적으로 나타나는 경향이 있기 때문에 본인의 의지만으로 고치기가 힘들다. 또한 배가 부르거나 고프지 않더라도 많은 양의 음식을 먹으며, 식습관 때문에 혼자서 먹고 불쾌감이나 죄의식 및 당황의 감정을 섭식과 관련시킨다.

폭식을 극복하기 위한 방법

- 만일 자신의 기분에 따라 식욕이나 식사에 영향을 받는다면, 폭식 유발인자를 적절히 다루기 위한 연습이 필요하다. 그리고 자신의 감정을 먹는 것과 연결시키기보다 먹는 것 이외의 방법으로 감정을 전환하거나 호전시키기 위한 방법을 찾도록 한다. 예를 들면 운동이나 샤워하기, 친구에게 전화하기, 음악 감상 등으로 주의를 분산하여 기분을 호전하는데 도움을 받는다.
- 규칙적인 식사습관을 확립하는 것이 필요하다.
- 체중 증가에 대한 두려움으로 지나치게 회피하고 있는 음식을 조금씩 시도하는 것도 도움이 된다.
- 자신에게 폭식이나 과식 습관이 생긴 원인을 스스로 생각해 보고, 이에 대한 문제점을 인식한 후, 이를 개선하려는 본인의 의지가 가장 중요하다.
- 폭식은 섭식장애로 나타나는 경우 전문가의 상담이 필요하다.

폭식증 대상자의 관리지침

- 1일 3끼의 규칙적인 식사를 기본으로 한다.
- 계획된 시간 외에는 식사를 하지 않는 것을 원칙으로 한다.
- 식사는 반드시 정해진 장소에서 한다.
- 주 1회 체중을 규칙적으로 측정한다.
- 폭식과 배설의 위험을 알려준다.
- 공복감을 인식하는 방법에 대해 교육한다.

영양과 섭식장애

섭식장애를 가지고 있는 사람들은 영양에 관한 문제가 많이 있다. 섭식장애를 가지고 있는 사람들은 영양학적인 면에서 문화와 나이의 관계가 중요하다는 것을 기억해야 한다. 섭식장애를 치료하기 위해서는 의학 및 영양 두 분야의 전문가가 있는 팀에게 관리받는 것이 필요하다. 신경성 식욕부진과 신경성 폭식증을 가지고 있는 사람들의 영양에 관한 문제는 다양하며 때때로 생명을 위협하기도 한다.

- 수분과 전해질 불균형은 두 그룹 모두에게 위험 요소이다.
- 비만은 폭식하는 사람에게 종종 위험 요소로 작용한다.
- 구토는 영양에 직접적인 영향을 미친다.
- 위산은 치아 에나멜과 충치를 부식하게 한다.
- 자신이 유도하는 구토는 타액선, 특히 이하선을 부어오르게 한다.
- 신경성 폭식증을 가지고 있는 사람들은 위식도역류(GERD), 근육 약화, 피로, 심장부정맥 및 탈수를 경험할 수 있다.
- 골감소증 및 골다공증은 신경성 식욕부진 환자들에게 나타날 수 있다.

식욕부진(anorexia) 환자들은 비타민과 무기질을 충분히 섭취하지 않음에도 불구하고, 대사상태에서 물질 대사에 필요한 무기질 양이 감소했기 때문에 부족하지 않은 경향이 있다. 또한 어떤 경우에는 비타민과 무기질 보충제를 먹어서 보충할 수도 있다.

섭식장애의 의학적 평가

처음에 실행할 계획을 결정하기 위해서 환자는 모든 신체 검사 결과와 자신의 병력을 알아야 하고 검사결과를 통해 완성되어진다. 다음 값들에 문제가 있을 수 있다.

- 백혈구 감소증(leukopenia)
- 저마그네슘혈증(hypomagnesemia)
- 저나트륨혈증(hyponatremia)
- 저아연혈증(hypozincemia)
- 저인산혈증(hypophosphatemia)
- 저아밀라아제혈증(hypoamylasemia)
- 저염소혈증(hypochloremia)
- 저칼슘혈증(hypokalemia)
- 높아진 중탄산염(elevated bicarbonate)
- 고콜레스테롤혈증(hypercholesterolemia)
- 부신피질기능항진증(hyperadrenocorticoticis)
- 갑상선기능저하증(hypothyroidism)
- 여성: 에스트로겐 수치 저하
- 남성: 테스토스테론 수치 저하

참고문헌

- 고지혈증과 동맥경화증(1998). 고지혈증 치료지침 제정위원회, 수문사
- 국민건강영양조사 제3기(2005) 심층분석: 영양부분(2007). 질병관리본부
- 국민건강영양조사(2005). 질병관리본부
- 김영경 외(2004). 간호와 영양, 현문사
- 김매자 외(2009). 영양과 식사요법의 간호적용, 정문각
- 김조자 외(2000). 성인간호학, 현문사
- 김조자 외(2006). 기초간호과학, 수문사
- 김혜영 외(2008). 식이요법, 지구문화사
- 농촌생활연구소(2001). 식품성분표(6차 개정). 상록사
- 대한가정의학회(1996). 한국인의 건강증진, 고려의학
- 대한비만학회2001). 임상비만학, 고려의학
- 도복늠 외(2001). 최신정신간호학각론, 정담
- 변영순 외(2009). 임상간호와 영양. 정담미디어
- 이서래(2008). 식품안정, 자유아카데미, 서울
- 이향련 외(2007). 성인간호학, 수문사
- 최혜미 외(2006). 영양과 건강이야기, 라이프사이언스
- Aggie Casey, Herbert Benson/강병철 옮김(2007). 약 없이 고혈압 이겨내기, 조윤커뮤니케이션
- American Diabetes Association. (2005). Standards of medical care in diabetes. Diabetes Care, (S1), 28, 4~36.
- American Psychiatric Association(4th ed.). (2000). Diagnostic and statistical manual of mental disorders. a Washington, DC:American Psychiatric Association
- Finkelstein EA, Fiebelkom IC, Wang G. National medical spending attributable to overweight and obesity: how much, and who's paying? Health Aff.2003;Jan.(supple. web exclusive):W3~219~226
- Finkelstein EA, Fiebelkom IC, Wang G. National medical spending attributable to overweight and obesity: how much, ans who's paying? Health Aff. 2003; jan.(supple web exclusive):W3~219~226
- Franz, M., Bantle, J., Beebe, C., Chiasson, J., Barg, A., Holzmeister, L., Hoogwerf, B., Mayer~Davis, E., Mooradian, A., Purnell, J., Wheeler, M. (2002). Evidence~based nutrition principles and recommendations for the treatment and prevention of diabetes and related complications. Diabetes Care, 25, 148~198
- http://www.cdc.gov/alcohol/factsheets/general_information.htm
- http://www.healthyplace.com/Communities/Eating_Disorders/treatment_nutrition.asp
- http://www.niaaa.nih.gov/publications/aa22.htm
- http://www/health.org/nongovpubs/aldietguide/default.aspx
- March of Dimes Birth Defects Foundation Washington, D.C., 2002. National Academies Press
- Marian L. Farrell, Jo Ann L. Nicoteri(2007). Quicu Loou Nursing: Nutrition, U.S. Jones and Bartlett
- Marian L. Farrell, Jo Ann L.Nicoteri(2006). Nutrition, Jones and Bartlett
- National Academy of Sciences: Dietary Reference. Intakes(five reports). Washington, D.C., 2002. National Academies Press
- National Clearinghouse for Alcohol and Drug Information(NCADI)
- www.4woman.org
- www.mypyramid.gov/downloads.mypyramid Anatomy.pdf
- http://www.hp.go.kr

PART ⑭04

부록

부록 A　소비자 행동요령 및 전문가를 위한 잠재적인 전략

제시한 전략은 증거에 기반한 권고사항이 아니라 각기 다른 개인과 그룹을 위해 맞추어진 유용한 힌트를 제공하고 있다.

주제 영역	소비자 행동요령	잠재적인 전략
열량 섭취	필요한 열량에 맞추어서 넘치지 않게 식품과 음료를 섭취하자.	당신의 필요한 열량을 확인하라. 　(산출을 위해서 Table 2-3과 부록 6 참조) 자신의 체중을 확인하고 시간이 흐름에 따라 자신의 체중변화에 기초하여 얼마나 그리고 무엇을 먹고 운동할 것인지 조정하라.
	더 좋은 식품의 선택을 만들어 가기 위해 계획을 세우자.	학생과 직장에 다니는 사람은 학교와 직장에서 먹을 식사로 집에서 만든 건강한 도시락을 준비하자. 집에서 구할 수 있는 건강한 스낵을 먹고 바쁠 때 영양소 밀도가 높은 스낵을 가지고 다니면서 먹자. 파티에 참석할 때 이것만은 생각하자: 가기 전에 소량의 건강한 스낵을 먹고, 적게 먹는 계획으로 건강한 옵션을 생각한다. 더 먹기 전에 배가 고픈 것인지를 생각해보고 식탁에서 거리를 두고 친구들과 이야기를 나눌 수 있는 곳을 선택한다.
	식품과 열량 섭취를 따르자.	식품저널이나 온라인 식품일정표를 활용하여 무엇을 먹을지 따라해 보자(예: http://www.mypyramidtracker.gov). 영양성분 표시의 포장 당 제공량과 열량을 확인하자. 표시가 없거나 열량의 산출이 붙어 있지 않은 조리식품과 음료는 온라인 열량 계산기를 활용한다. 배고픔을 느끼려고 집중해보라. 포만감을 느낄 때까지가 아니라 만족할 때까지만 먹어라. 만약 과식했다고 생각되면 당신이 먹는 양을 더욱 잘 조절할 수 있도록 하루 중 먹는 시간 및 장소, 당신의 기분을 인식하라. 텔레비전을 볼 때는 먹지 않는 것이 좋으며 과식을 유발한다. 텔레비전을 시청하면서 식사하고자 한다면 1인분 량을 보다 적게 조절한다.
	고체지방과 첨가당에 의한 열량섭취를 제한하자.	첨가 당이나 고체지방이 거의 없도록 조리된 식품을 선택하라. 식품과 음료에 포함된 첨가 당과 고체지방 섭취 시의 열량을 http://www.myfoodapedia.gov에서 확인한다. 첨가 당과 고체지방이 적은 제품을 고르고 첨가 당과 고체지방이 적게 함유된 제품을 선택한다. 첨가 당과 고체지방을 가진 식품과 음료를 마실 때는 적은 분량을 선택한다.
	특히 고열량 식품은 1인분량을 줄이자.	더 작은 접시를 사용하라. 접시에 적은 량을 담아라. 더 적은 열량에 만족하기 위해서는 고 열량 제품의 상당 부분을 채소와 과일 같은 저 열량 식품으로 대체한다.

부록 A 소비자 행동요령 및 전문가를 위한 잠재적인 전략 (계속)

주제 영역	소비자 행동요령	잠재적인 전략
열량 섭취	외식보다는 집에서 더 많이 조리하고 식사하라.	집에서 조리하고 식사하는 것을 늘리고 가족이 함께 할 수 있도록 하자. 식사를 준비할 때는 영양은 풍부하게, 열량은 적게 제공하는 채소, 과일, 통곡물, 무지방 또는 저지방 우유 및 유가공품과 단백질 식품을 선택하자. 재료를 바꾸는 건강한 조리법을 실험해보자.
	외식할 때는 건강에 유익한 선택사항을 고르도록 노력하자.	외식할 때는 더 작은 사이즈의 옵션을 고르자(예: 전채, 작은 접시) 당신 음식의 일정 부분을 집에 가져가서 나눔으로써 1인분량을 관리하라. 식당에서 먹기 전에 열량 산출값을 매장에서 혹은 온라인으로 확인하라. 외식할 때는 채소, 과일, 통곡물이 포함된 음식을 선택하라. 외식 시에 다음의 음식을 선택하는 것은 피하자. 크림이 많은 것, 튀긴 것, 빵가루가 입혀진 것, 버터 바른 것, 시럽, 드레싱, 소스의 양은 최소로 유지하자.
신체활동	스크린 앞에 있는 시간을 줄이자.	텔레비전 시청이나 비디오 게임 같은 기타 미디어로 보내는 시간을 제한하자. 특히 어린이 , 청소년에게 매우 중요하다. 텔레비전 앞에서 신체활동을 할 수 있도록 시청시간을 활용하자.
	신체활동을 늘려라.	당신이 좋아하고 당신의 삶에 맞는 취미를 선택하자. 어린이를 위한 활동은 즐겁고 발전적으로 적용할 수 있어야 한다. 가족과 친구와 어울릴 수 있도록 하자. 지원하는 네트워크를 가지는 것이 활동성을 유지하는데 도움이 될 수 있다. 당신의 신체활동 방향을 유지하고 미국인을 위한 신체활동 지침 2008의 권고를 맞출 수 있도록 점진적으로 증가시킨다. 신체활동은 http://www.presidentschallenge.org에서 참고하거나 http://www.health.gov/paguidelines에 게재된 일지 등을 사용한다.
	증등도 또는 강렬한 세기의 신체활동을 선택하라.	활기차게 걷기, 자전거 타기, 댄싱, 일반적인 원예활동, 수중 에어로빅, 카누타기 등 중등도의 운동을 선택하라. 중등도 운동의 일부 혹은 전부를 강렬한 것으로 바꿀 수 있다. 강렬한 운동은 중등도 운동을 하는 반 정도의 시간으로도 유사한 건강 상의 이익을 얻을 수 있다. 강렬한 운동에는 에어로빅, 줄넘기, 경보, 조깅, 런닝, 축구, 수영, 산악자전거, 싸이클 등이 있다.

부록 A 소비자 행동요령 및 전문가를 위한 잠재적인 전략 (계속)

주제 영역	소비자 행동요령	잠재적인 전략
신체활동		어른들은 적어도 일주일에 두 번은 근육을 강화하는 운동을 해야한다. 근육강화 운동은 역기, 팔굽혀펴기, 앉았다 일어서기 등이 있다. 다리, 엉덩이, 등, 가슴, 배, 팔 등 신체의 모든 부분이 각각 움직이는 운동을 선택한다. 어린이들은 등산과 같이 근육을 강화시키는 운동을 일주일에 3회 이상 할 수 있도록 하고 제자리 뛰기와 같이 뼈를 강화하는 운동도 일주일에 3회 이상 할 수 있도록 한다.
	활동을 하자. 하지 않는것보다 신체를 움직이는 것이 좋다.	일주일에 한 두번 10분 정도의 신체활동으로 시작하자. 아무리 사소한 것이라도 소홀히 할 수 없는 것처럼 무언가 하는 것이 안하는 것보다는 좋다. 걷기는 삶에 신체활동을 더하는 하나의 방법이다. 더 멀리 더 많이 걷는 습관을 기르자. 걸을 때 좀 더 속도를 내보자.
	선택한 신체활동의 양을 서서히 높여라.	각각의 시간이 더 길어지도록 활동하기 시작해서 활동하는 빈도가 더 많아지도록 하자.
채소	채소의 섭취량을 늘리자. 다양한 채소 특히 검푸른 채소, 붉은 색과 주황색 채소 등의 권장량을 먹도록 하자.	간식과 식사에 채소를 포함시키자. 신선, 냉동, 통조림 채소 모두를 포함한다. 통조림 채소를 먹을 때는 나트륨을 저감화했거나 무 가염 표시가 있는 것을 선택하자. 스프, 스튜, 캐스롤(casserole), stir-fries 및 주메뉴와 반찬에 검푸른 채소, 붉은색과 주황색 채소를 넣자. 샐러드를 만들 때 로메인 상추, 시금치와 같은 검푸른 색 엽채소를 사용하자. 식이섬유에 관심을 갖자-식이섬유의 좋은 급원식품인 콩류를 샐러드(강낭콩 또는 병아리콩), 스프(말린 완두콩, 렌즈콩), 반찬(구운 콩 또는 얼룩무늬 강낭콩) 또는 주메뉴의 재료로 사용하자. 간식으로 휴대가 편리한 채소(생 것 혹은 자른 것)를 준비하자. 대신하여 열량이 적은 요구르트 드레싱 또는 후무스(hummus)를 선택한다. 외식 시에는 부메뉴로 채소를 선택한다. 채소를 요리할 때는 지방과 소금을 덜 사용해서 조리하도록 요구하라. 샐러드로는 드레싱을 접시 바깥에 놓아달라고 주문하여 사용량을 조정할 수 있도록 하라. 채소에 조미료 또는 드레싱, 소스를 넣을 때는 소량 사용하고 더 낮은 열량에 대한 옵션(지방을 줄인 치즈 소스, 무지방 드레싱)은 없는지 찾는다. 소스는 채소를 더 먹도록 하는데 도움이 되지만 과잉의 열량을 증가시키기도 한다.

부록 A　소비자 행동요령 및 전문가를 위한 잠재적인 전략 (계속)

주제 영역	소비자 행동요령	잠재적인 전략
과일	과일 섭취를 늘리자. 과일 권장량을 섭취하고 다양한 과일을 선택하자. 과일 주스보다는 통째 혹은 잘라진 과일을 선택하자.	간식, 샐러드, 또는 디저트로 과일을 먹자 설탕, 시럽 기타 감미료 토핑 대신 시리얼, 팬케익 같은 식품 위에 과일을 올려보자. 다양한 과일을 즐기고, 선택 시에는 계절에 맞게 적용하여 맛과 신선함을 최대화시키자. 간식으로 휴대가 편리하게 세척되고 잘라진 과일을 가지고 다니자. 신선과일 뿐만 아니라 통조림, 냉동, 건조 과일을 사용하자. 저농도 또는 고농도 시럽과 설탕이 열량을 올리는 것을 고려하면 감미되지 않은 과일 또는 100% 주스에 통조림한 과일을 선택하는 것이 좋다. 주스를 고를 때는 100% 주스를 선택하자.
우유와 유가공품 (낙농제품)	우유, 요구르트, 치즈, 강화 대두음료(두유)[a] 등 무지방 또는 저지방 우유 또는 그 가공품의 섭취를 늘리자.	무지방 또는 저지방(1%) 우유를 마시자. 현재 우유를 무지방이나 저지방이 아닌 것을 마시고 있다면 서서히 지방이 적은 것으로 바꾸어 보자. 이러한 변화는 칼슘과 기타 필수영양소의 손실 없이 섭취열량을 줄여줄 것이다. 카푸치노 또는 라떼 등 음료를 마실 때에도 무지방 또는 저지방 우유를 넣어달라고 하자. 시리얼과 오트밀은 무지방 또는 저지방과 함께 먹자. 과일 샐러드에는 무지방 또는 저지방 요구르트를 올려보자. 샤우어 크림을 이용한 소스의 조리법(레시피)을 무지방, 저지방 플레인 요구르트로 바꾸어보자. 치즈를 선택할 때에도 저지방, 지방을 줄인 치즈를 고르자. 유당불내증인 사람은 무유당 우유를 선택하거나 일회 섭취량을 줄이거나 강화 대두음료를 마시자. 치즈보다는 무지방, 저지방 우유 또는 요구르트를 선택하는 빈도를 높이자. 우유와 요구르트는 칼슘의 좋은 급원식품이며 대부분의 치즈보다 나트륨이 적다. 또한 대부분의 우유는 비타민 D가 강화되어진다.
단백질 식품	다양한 종류의 단백질 식품군을 선택하자.	육류와 가금육을 수산물로 대체하여 섭취하는 수산물의 다양성과 그 량을 증가시킨다. 매 주마다 단백질 식품군의 다양한 식품 중 하나를 선택하여 먹을 수 있도록 한다. 단백질 식품군에는 지방이 제거된 육류, 가금육, 계란 뿐만 아니라 수산물, 콩류, 견과류 등이 있다. 일주일에 두 번 정도는 육류 또는 가금육 대신 수산물을 먹는다. 이때 약상 유지가 풍부하면서도 메틸수은은 작은 연어, 송어 청어를 선택한다.

[a]　강화 대두음료는 "두유" 라는 이름으로 시장에서 많이 접하고 있으나 본 지침에는 "두유" 라는 용어를 FDA 표시기준에서 포함하고 있지 않아 "강화 대두음료" 라는 용어로 대두를 표현하였음

부록 A 소비자 행동요령 및 전문가를 위한 잠재적인 전략 (계속)

주제 영역	소비자 행동요령	잠재적인 전략
단백질 식품		살코기와 가금육을 선택하자. (적어도 90%가 제거된) 지방 제거 분쇄 쇠고기와 살코기를 선택한다. 조리 또는 취식 전 육류로 부터 지방을 잘라 내거나 빼내고 가금육은 껍질을 제거하자. 굽거나 끓이거나, 삶거나, 로스팅하라. 이러한 조리방법이 여분의 지방이 추가되지 않도록 한다. 조리 후 분쇄육에서 지방을 짜서 버리자. 육류나 가금육에 빵가루를 입히는 것은 열량을 높이므로 피하는 것이 좋다.
곡류		
통곡물	통곡물 섭취량을 늘려라. 전체 곡물 섭취의 적어도 절반은 통곡물로 섭취하자.	아침 대용 시리얼, 빵, 크래커, 쌀, 파스타의 정제곡물을 통곡물로 바꾸어보자. 예를 들어, 100% 통곡물 빵, 오트밀(귀리)과 같은 통곡물 시리얼, 통곡물 크래커와 파스타, 현미를 선택한다. 곡물의 원재료 표시에서 단어 앞에 "통(whole)" 또는 "통곡물" 이라는 단어가 있는지 확인한다. "multi-grain", "stone-grain", "100% wheat", "cracked wheat", "seven-grain" 또는 'bran'이 표시된 식품이 평상적으로 100% 통곡물은 아니라는 것을 인식하자. 통곡물이 전혀 없을 수도 있다. 식이섬유의 급원 및 함유하고 있는 통곡물을 선택하기 위해서 영양성분 표시와 원재료 표시를 이용한다. 식이섬유의 양이 일일 영양소 섭취 기준치 비율의 10~19% 이상인 경우 좋은 급원식품이며 20% 이상은 우수한 식이섬유의 급원이 된다.
정제곡물	가능한 한 통곡물로 정제곡물을 대체한다.	정제곡물 제품은 더 적게 먹자. 특히 고체지방과 첨가 당이 많아 열량이 높은 케익, 쿠키, 기타 디저트, 피자 등은 적게 먹는다. 식빵, 롤, 베이글, 머핀, 파스타, 쌀은 통곡물 형태로 바꾸어 보자. 정제곡물을 선택할 때는 보충된(enriched) 가루로 만들어 진 것인지 원재료 명에서 확인한다.
액상 유지와 지방		
액상 유지	대체가 가능한 경우 고체지방을 액상 유지로 사용한다.	빵에 발라먹는 경우, 경성 마가린이나 액상 식물성 유지로 만든 트랜스지방이 "0g"인 연성 마가린을 고른다. 버터를 사용한다면 소량 사용한다. 조리 시, 올리브유, 카놀라유, 옥수수유, 홍화유, 해바라기유와 같은 식물성 유지를 고체지방(버터, 경성 마가린, 쇼트닝, 라드 등) 보다 즐겨 사용한다. 조리 시에나 식품에 액상 유지를 첨가할 때는 열량을 고려한다. 열량 조절을 위해 소량 사용한다.

부록 A 소비자 행동요령 및 전문가를 위한 잠재적인 전략 (계속)

주제 영역	소비자 행동요령	잠재적인 전략
액상 유지		불포화지방이 더 많은 액상 유지가 포함된 식품을 고르기 위해 원재료 표시를 사용하자. 포화지방이 적은 식품을 고르기 위해서는 영양성분 표시를 참고하자.
고체지방	고체지방 섭취를 줄이자. 고체지방이 적은 식품을 선택하고 고체지방의 양을 최소화할 수 있도록 조리한다. 포화지방 섭취를 제한하고 트랜스 지방의 섭취는 가능한 낮게 유지한다.	고체지방을 포함하는 식품은 더 적게 먹자. 미국인의 주요 급원 식품은 (버터, 마가린, 쇼트닝으로 만들어진) 케익, 쿠키, 기타 디저트: 피자, 치즈 (소세지, 핫도그, 베이컨, 립 등) 지방이 많은 육류 가공품: 아이스크림이다. 지방이 제거된 육류와 가금육 및 무지방 또는 저지방 유제품을 선택한다. 조리 시에는 버터, 우지, 계지, 돈지, 경성 마가린, 쇼트닝을 액상 유지로 대체하거나 지방을 넣지 않는 조리법을 선택하자. 트랜스지방의 주요급원이 되는 부분경화유를 포함하는 식품을 제한하자.
첨가당	당 혹은 열량을 가진 감미료가 첨가된 식품과 음료의 섭취를 줄이자.	일반 소다, 스포츠음료, 에너지음료, 과일음료는 줄이거나 마시지 않는다. 케익, 쿠키, 아이스크림, 기타 디저트, 캔디의 섭취를 줄여라. 만약 이러한 식품과 음료를 섭취한다면 그 량을 줄여 먹도록 한다. 이러한 식품과 음료는 미국인의 첨가당에 대한 주요 급원이다. 디저트로 과일을 먹고 높은 열량의 디저트는 줄여 먹는다. 아침대용 시리얼과 기타 포장된 식품을 고를 때는 영양성분 표시를 확인하고 첨가당이 적거나 없는 식품을 고르기 위해서 원재료 표시를 확인하자.
나트륨	나트륨 섭취를 줄인다. 나트륨이 적은 식품을 선택하고 조리 시에는 나트륨을 적게 사용한다.	나트륨이 더 적게 들어 있는 식품을 선택하기 위해서 영양성분 표시를 사용한다. 통조림 식품을 구매할 때는 "나트륨을 낮춘(reduced sodium)", "저식염(low sodium)" 또는 "식염 무첨가(no salt added)" 등이 표시된 제품을 선택한다. 보통의 통조림 제품은 나트륨을 제거하기 위해 세척한다. 대부분의 포장된 식품은 그들의 신선 식품과 비교하면 더 많은 나트륨을 포함하고 있다. 조리 또는 취식 시에 식염을 사용하지 않거나 약간만 사용할 수 있도록 하자. 소금통을 후추통과 교체하자. 향신료, 허브, 레몬 주스 등으로 다양한 향으로써 식품의 맛을 증진시켜 식염을 대체할 수 있다. 음식에서 나트륨의 양을 점진적으로 줄여서 지속적으로 식염에 대한 입맛이 변하도록 한다.

부록 A 소비자 행동요령 및 전문가를 위한 잠재적인 전략 (계속)

주제 영역	소비자 행동요령	잠재적인 전략
나트륨		식단에 더 많은 칼륨을 얻을 수 있도록 하자. 칼륨의 급원식품으로 감자, 바나나, 콩 및 요구르트 등이 있다.
알콜	법적으로 음주가 가능한 나이가 된 어른이 마시되 적당하게 음주한다. 위험에 빠지기 쉬운 특별한 상황에서는 음주를 하지 않는다.	여자는 하루에 한 잔, 남자는 하루에 두 잔을 넘지 않도록 음주를 제한하자. 과음은 피한다. 알콜 뿐만 아니라 알콜음료(혼합물)의 열량을 고려한다. 수유 시에는 음주 후 적어도 4시간 후에 수유한다. 수유하면서 음주는 해서는 안되며 수유 패턴도 일정하게 설정한다. 임신했거나 임신할 생각이면 음주는 피한다. 법적인 음주 연령이하이거나, 알콜과 관련한 치료를 받거나, 질병의 상태가 음주로 더 악화될 수 있거나 과음하면 위험할 수 있는 운전 또는 기기 조작 및 운동을 할 때에는 금주한다. 잠재적으로 건강에 도움이 된다는 인식에서 음주를 시작하거나 더욱 잦은 빈도로 음주하지 않는다.
식품 안전	식품을 안전하게 취급하자.	청결: 손, 조리대, 도마는 육류, 가금육, 수산물 및 달걀 생것을 만지거나 접촉하기 전, 후에 세척한다. 구분: 육류, 가금육 등 날 것은 조리하지 않은 식품으로부터 구분하여 보관한다. 조리: 식품 온도계를 사용하라. 외관만으로는 안전한 식품인지 아닌지 말하기 어렵다. 냉장: 두 시간 이내에 식품을 냉장 보관하고 냉장고는 40℃ 이하로 유지한다.

부록 B 한국인 1일 영양권장량

구분연령		체중 (kg)	신장 (cm)	에너지 (Cal)	단백질 (g)	비타민 A (μg RE)	비타민 D (μg)	비타민 E (mgα-TE)	비타민 C (mg)	비타민 B₁ (mg)	비타민 B₂ (mg)	나이 아신 (mg NE)	비타민 B₆ (mg)	엽산 (μg)	칼슘 (mg)	인 (mg)	철분 (mg)	아연 (mg)
영아	0~4(개월)*	5.6	58	500	15(20)	350	5(10)	3	35(50)	0.2(0.3)	0.3(0.4)	2(3)	0.1(0.2)	60(100)	200(300)	100(200)	2(6)	2(4)
	5~11	9.3	73	750	20	350	10	4	35	0.4	0.5	5	0.4	70	300	300	8	4
소아	1~3(세)	14	92	1200	2.5	350	10	5	40	0.6	0.7	8	0.5	80	500	500	8	6
	4~6	19	111	1600	30	400	10	6	50	0.8	1.0	11	0.6	100	600	600	9	8
	7~9	27	127	1800	40	500	10	7	60	0.9	1.1	12	0.8	150	700	700	10	9
남자	10~12(세)	38	144	2200	55	600	10	8	70	1.1	1.3	15	1.1	200	800	800	12	12
	13~15	54	162	2500	70	700	10	10	70	1.3	1.5	17	1.4	250	900	900	16	12
	16~19	64	172	2700	75	700	10	10	70	1.4	1.6	18	1.5	250	900	900	16	12
	20~29	67	174	2500	70	700	5	10	70	1.3	1.5	17	1.4	250	700	700	12	12
	30~49	68	170	2500	70	700	5	10	70	1.3	1.5	17	1.4	250	700	700	12	12
	50~64	68	168	2300	70	700	10	10	70	1.2	1.4	15	1.4	250	700	700	12	12
	65~74	64	167	2000	65	700	10	10	70	1.0	1.2	13	1.4	250	700	700	12	12
	75이상	60	166	1800	60	700	10	10	70	1.0	1.2	13	1.4	250	700	700	12	12
여자	10~12(세)	38	144	2000	55	600	10	8	70	1.0	1.2	13	1.1	200	800	800	16	10
	13~15	51	158	2100	65	700	10	10	70	1.1	1.3	14	1.4	250	800	800	16	10
	16~19	54	160	2100	60	700	10	10	70	1.1	1.3	14	1.4	250	800	800	16	10
	20~29	54	161	2000	55	700	5	10	70	1.0	1.2	13	1.4	250	700	700	16	10
	30~49	55	158	2000	55	700	5	10	70	1.0	1.2	13	1.4	250	700	700	16	10
	50~64	57	157	1900	55	700	10	10	70	1.0	1.2	13	1.4	250	700	700	12	10
	65~74	54	154	1700	55	700	10	10	70	1.0	1.2	13	1.4	250	700	700	12	10
	75이상	52	152	1600	55	700	10	10	70	1.0	1.2	13	1.4	250	700	700	12	10
임신	전반			+150	+15	+0	+5	+0	+15	+0.3	+0.3	+1	+0.5	+250	+300	+300	+4**	+3
임신	후반			+350	+15	+100	+5	+2	+15	+0.4	+0.4	+2	+0.5	+250	+300	+300	+8**	+3
수유				+400	+20	+350	+5	+3	+35	+0.4	+0.5	+4	+0.6	+100	+400	+400	+2	+6

* 모유영양아 기준권장량(괄호안의 수치는 조제유영양아 권장량)
** 철보충제 권장
[자료 한국영양학회(2000). 한국인 영양권장량(7차 개정)

부록 C   2000kcal 메뉴의 예(각 식품군별 식품을 모두 포함하며 영양 권장량을 충족하는 형태)

식품군	평균 권장량(1일)
곡류	총 곡류 6.0oz 도정을 덜한 곡류 3.4oz 도정한 곡류 2.6oz
야채	총 야채 2.6컵
과일	과일 2.1컵
우유	우유 3.1컵
육류 및 콩류	육류/콩류 5.6oz
유지류	유지 7.2작은술 32.4g

영양소	평균 권장량	영양소	평균 권장량
칼로리	1994	소듐, Mg+	1948
단백질, g	98	칼슘, Mg	1389
단백질, % kcal	20	마그네슘, mg	432
탄수화물, g	264	구리, mg	1.9
탄수화물, % kcal	53	철, mg	21
총 지방(fat), g	67	인, mg	1830
총지방, % kcal	30	아연, mg	14
포화지방, g	16	티아민, mg	1.9
포화지방, % kcal	7.0	리보플라빈, mg	2.5
단일불포화지방, g	23	나이아신, mg	24
다가불포화지방, g	23	비타민 B_6, mg	2.9
리놀레산, g	21	비타민 B_{12}, mcg	18.4
알파 리놀렌산, g	1.1	비타민 C, mg	190
콜레스테롤, mg	207	비타민 E, mg	18.9
식이섬유소, g	31	비타민 A, mcg	1430
포타슘, mg	4715	엽산, mcg	558

부록 C 2000kcal의 예(일주일 식단)

Day 1

아침

부리또

얇은 밀가루 빵 1개, 스크램블드 에그 1개, 검정 콩 1/3컵, 살사소스 1큰술, 오렌지 쥬스 1컵, 무지방 우유 1컵

점심

구운 쇠고기를 넣은 샌드위치

통밀빵 1개, 얇게 썰어 구운 쇠고기 3oz, 양상추 1/4컵, 버섯 1/8컵, 토마토 2쪽

모짜렐라 치즈 1½, 겨자소스 1작은술, 구운 감자 3/4컵, 케찹 1큰술, 무설탕 음료 1컵

저녁

연어 구이(속을 채워 구운 연어)

연어 5oz, 빵가루 1oz, 다진 양파 1큰술, 다진 샐러리 1큰술, 채종유 2작은술, 쌀 1/2컵, 다진 아몬드 1oz,
찐 브로콜리 1/2컵, 마가린 1작은술, 저지방 우유 1컵

간식

메론 1컵

Day 2

아침

따뜻한 씨리얼

조리된 오트밀 1/2컵, 건포도 2큰술, 소프트 마가린 1작은술, 무지방 우유 1/2컵, 오렌지 쥬스 1컵

점심

타코 샐러드

나초 칩 2oz, 2작은 술의 해바라기유에 볶은 칠면조 2oz, 검은콩 1/2컵, 양상추 1/2컵,
토마토 2조각, 살사소스 2큰술, 아보카도 1/2컵, 라임 1작은술, 무설탕음료 1컵

저녁

시금치 라자냐

라자냐 면 1컵, 조리된 시금치 2/3컵, 리코타 치즈 1/2컵, 토마토 조각과 토마토 소스 1/2컵,
저지방 모짜렐라 치즈 1oz, 통밀 모닝빵 1oz, 무지방 우유 1컵

간식

구운 아몬드 1/2 oz, 파인애플 1/2컵, 건포도 2큰술

부록 C 2000kcal의 예(일주일 식단) (계속)

Day 3

아침

씨리얼

통밀 씨리얼 1컵, 무지방 우유 1컵, 바나나 작은 것 1개, 통밀 식빵 토스트 1쪽, 자두 쥬스 1컵

점심

참치 샌드위치

호밀빵 2쪽, 참치 3oz, 마요네즈 2작은술, 다진 샐러리 1큰술, 상추 1/4컵, 토마토 2쪽

배(중간 것) 1개, 무지방 우유 1컵

저녁

구운 닭 가슴살

닭 가슴살(뼈, 껍질 제거한 것) 3oz, 구운 감자 큰 것 1개, 콩과 양파 1/2컵, 통밀빵 1oz, 마가린 1작은술,

샐러드 1컵(잎 채소), 해바라기 기름 3작은술과 식초 드레싱

간식

말린 자두 1/4 컵, 저지방 과일 요쿠르트 1컵

Day 4

아침

통밀 머핀 1개(마가린 2작은술, 잼 1큰술), 포도 1송이(중간 크기), 달걀 삶은 것 1개, 무가당 주스

점심

흰콩 - 야채 수프

2oz의 Bread sticks(막대 모양의 딱딱한 빵), 아기 당근 8개, 무지방 우유 1컵

저녁

미트 소스를 곁들인 리가토니(파스타류)

　리가토니 파스타 1컵, 토마토 소스 1/2컵, 곱게 간 쇠고기 2oz, 파마산 치즈 3큰술

시금치 샐러드

　어린 시금치 잎 1컵, 귤 1/2컵, 다진 호두 1/2oz, 해바라기씨 기름과 식초 드레싱 1작은술

간식

저지방 과일 요쿠르트 1컵

부록 C 2000kcal의 예(일주일 식단) (계속)

Day 5

아침

씨리얼
통밀 씨리얼 1컵, 건포도 1큰술, 무지방 우유 1컵
바나나 작은 것 1개, 통밀빵 토스트 1쪽(마가린 1작은술, 젤리 1작은술)

점심

훈제 칠면조, 사과 자른 것 1/2컵, 토마토 주스 1컵

저녁

로인 스테이크(소등의 허리 부분)
으깬 감자 3/4컵, 찐 당근 1/2컵, 통밀빵 2oz, 무지방 우유 1컵

간식

저지방 과일 요쿠르트 1컵

Day 6

아침

프렌치 토스트 2쪽, 포도 1/2 송이, 무지방 우유 1컵

점심

칠리 소스를 곁들인 구운 감자
구운 감자 1개, 식물성 기름 1작은술, 저지방 체다 치즈 1oz, 다진 양파 3큰술, 토마토 소스 1/2컵, 강낭콩 1컵,
멜론 1/2컵, 레모네이드3/4컵

저녁

하와이안 피자, 야채 샐러드, 무지방 우유 1컵

간식

통밀 쿠키 5개, 후머스 1/8컵, 과일 칵테일 1/2컵

Day 7

아침

팬케이크 3쪽,
딸기 1/2컵, 메론 3/4컵, 무지방 우유 1/2컵

점심

맨하탄 크램 차우더
통밀 쿠키 10개, 오렌지 중간 것 1개, 무지방 우유 1컵

저녁

야채 볶음
밥 한 그릇, 아이스 티 1컵

간식

해바라기 씨 1oz, 바나나 큰 것 1개, 저지방 요쿠르트 1컵

부록 D 1600, 2000, 2600, 3100kcal 수준의 DASH 식단계획 (칼로리에 따른 1일 식품의 섭취 횟수)

식품군	1600 kcal 횟수/일	2000 kcal 횟수/일	2600 kcal 횟수/일	3100 kcal 횟수/일	1회분량	식품의 예	DASH 식단의 중요성
곡류	6	7~8	10~11	12~13	빵 한조각 시리얼 1oz(30g) 요리된 밥, 파스타 1/2컵	통밀빵, 영국식 머핀, 피타빵, 베이를, 시리얼, 오트밀, 크래커, 무염 프레즐 과 팝콘	열량과 섬유질의 주 공급원
채소류	3~4	4~5	5~6	6	요리하지 않은 잎채소 1컵 요리된 야채 1/2컵 야채쥬스 6oz	토마토, 감자, 당근, 콩, 호박, 브로콜리, 순무, 콜라드, 케일, 시금치, 돼지감자, 완두콩, 고구마	칼륨, 마그네슘 및 섬유질의 공급원
과일	4	4~5	5~6	6	과일쥬스 6oz 중간크기의 과일 1개 신선, 냉동또는 통조림 과일 1/2컵 말린 견과류 1/4컵	살구, 바나나, 대추야자, 포도, 오렌지, 오렌지쥬스, 그레이프프루트, 망고, 멜론, 복숭아, 파인애플, 자두, 건포도, 딸기, 감귤	칼륨, 마그네슘 및 섬유질의 주 공급원
저지방 또는 무지방 유제품	2~3	2~3	3	3~4	우유 8oz, 요구르크 1컵, 치즈 3/2oz	탈지 또는 1% 저지방우유, 저지방 버터밀크, 무지방 또는 저지방 요구르트, 무지방 또는 저지방 치즈	칼슘과 단백질의 주 공급원
육류, 가금류 및 생선	1~2	2회 이하	2	2~3	익힌고기, 가금류, 생선 각 3oz	지방이 적은 부위만을 고를것, 눈에 띄는 지방은 제거한다. 튀기지말고 굽거나 찔 것 닭고기는 껍질을 제거한다.	단백질과 마그네슘의 공급원
견과류, 씨앗, 콩류	3-4	4-5	1	1	견과류 1/3컵 또는 3/2oz, 식물의 씨 1/2oz 또는 2큰술	아몬드, 개암, 혼합견과류, 땅콩, 호두, 해바라기씨, 강낭콩, 렌즈콩 익힌콩 1/2컵	열량과 칼륨, 마그네슘, 단백질 및 섬유질의 공급원
지방 및 유지류	2~3	2~3	3	4	식물성 기름 1작은술, 저지방 마요네즈 1큰술 연한 샐러드 드레싱 2작은술	마가린, 저지방 마요네즈, 연한 샐러드 드레싱, 식물성 기름(올리브, 카놀라, 옥수수, 해바라기 등)	DASH식단은 음식에 포함되었거나 첨가된 지방이 섭취 열량의 27%를 차지하도록 고안되었다.
설탕류	0	5회/주	1	2	설탕 1큰술, 레모네이드 8oz, 젤리나 잼 1큰술	메이플 시럽, 설탕, 젤리, 잼, 과일량을 첨가한 젤라틴, 캔디, 사벳	지방 함량은 낮을 것

부록 E **포타슘 함유 식품**(기준량의 식품에 함유된 포타슘은 mg으로 표시하고 식품의 칼로리도 제시)

식품, 기준량	Potassium(mg)	칼로리
고구마, 구운것, 1개(146g)	694	131
토마토 이스트, 1/4컵	664	54
근대, 요리된 것, 1/2컵	655	19
감자, 구운것, 1개(156g)	610	145
흰콩, 통조림, 1/2컵	595	153
요쿠르트, 플레인, 저지방, 8oz	579	127
토마토퓨레, 1/2컵	549	48
대합조개, 통조림, 3oz	534	126
자두주스, 3/4컵	530	136
당근주스, 3/4컵	517	71
당밀, 1큰술	498	47
넙치, 요리된 것, 3oz	490	119
대두, 요리된 것, 1/2컵	485	127
참치, 황다랭이, 요리된 것, 3oz	484	118
리마콩, 요리된 것, 1/2컵	484	104
겨울호박, 요리된 것, 1/2컵	448	40
볼락, 요리된 것, 3oz	442	103
대구, 요리된 것, 3oz	439	89
바나나, 중간것 1개	422	105

성인의 포타슘 일일 권장량은 4700mg/day

부록 E 포타슘 함유 식품(기준량의 식품에 함유된 포타슘은 mg으로 표시하고 식품의 칼로리도 제시) (계속)

식품, 기준량	Potassium(mg)	칼로리
시금치, 요리된 것, 1/2컵	419	21
토마토쥬스, 3/4컵	417	31
토마토 스스,1/2컵	405	39
복숭아, 말린것, 요리된 것, 1/4컵	398	96
우유, 무지방, 1컵	382	83
돼지갈비살, 요리된 것, 3oz	382	197
살구, 말린것,요리하지 않은것, 1/4컵	378	78
무지개 송어, 요리된 것, 3oz	375	144
돼지고기허리살, 지방이 적은 것, 요리된 것, 3oz	371	190
버터밀크, 저지방, 1컵	370	98
칸탈루프 메론, 중간것 1/4개	368	47
1~2% 우유, 1컵	366	102~122
감로 메론, 중간것 1/8개	365	58
렌즈콩, 요리된 것, 1/2컵	365	115
질경이, 요리된 것, 자른것 1/2컵	358	90
강낭콩, 요리된 것, 1/2컵	358	112
오렌지주스, 3/4컵	355	85
완두콩, 요리된 것, 1/2컵	355	116

성인의 포타슘 일일 권장량은 4700mg/day

부록 E 비타민 E 함유 식품(기준량의 식품에 함유된 비타민 E는 mg으로 표시하고 식품의 칼로리도 제시)

식품, 기준량	AT(α-tocopherol)(mg)	kcal
강화시리얼, 1oz	1.6~12.8	90~107
해바라기씨, 볶은 것, 1oz	7.4	165
아몬드, 1oz	7.3	164
해바라기유, 1큰술	5.6	120
면실유, 1큰술	4.8	120
홍화유, 1큰술	4.6	120
헤즐넛, 1큰술	4.3	178
혼합견과, 1oz	3.1	168
순무우잎, 요리된 것, 1/2컵	2.9	24
토마토페이스트, 1/4컵	2.8	54
잣, 1oz	2.6	191
땅콩버터, 2큰술	2.5	192
토마토퓨레, 1/2컵	2.5	48
토마토소스, 1/2컵	2.5	39
카놀라유, 1큰술	2.4	124
맥아, 플레인, 2큰술	2.3	54
땅콩, 1oz	2.2	166
아보카도, 날것, 1/2개	2.1	161
당근주스, 통조림, 3/4컵	2.1	71
땅콩유, 1큰술	2.1	119
옥수수유, 1큰술	1.9	120
올리브유, 1큰술	1.9	119
시금치, 요리된 것, 1/2컵	1.9	21
민들레잎, 요리된 것, 1/2컵	1.8	18
정어리, 기름, 3oz	1.7	177
꽃게, 요리된것, 3oz	1.6	84
브라질호두, 1oz	1.6	186
청어, 초절임, 3oz	1.5	222

일일권장량의 10% 이상을 함유한 식품, 성인의 비타민 E 일일권장량은 15mg α-tocopherol/day

부록 E   철분 함유 식품(기준량의 식품에 함유된 철분은 mg으로 표시하고 식품의 칼로리도 제시)

식품, 기준량	철분(mg)	kcal
대합조개, 통조림, 3oz	23.8	126
강화시리얼, 1oz	1.8~21.1	54~127
굴, 날것, 요리된 것, 3oz	10.2	116
내장육(간, 내장),요리된 것, 3oz	5.2~9.9	134~235
대두, 요리된 것, 1/2컵	4.4	149
호박, 구운 것, 1oz	4.2	148
흰콩, 통조림, 1/2컵	3.9	153
당밀, 1큰술	3.5	47
렌즈콩, 요리된 것, 1/2컵	3.3	115
시금치, 요리된 것, 1/2컵	3.2	21
소고기(목, 견갑부위), 구운 것, 3oz	3.1	215
소고기(둔부 기름기 없는 부위), 요리된 것, 3oz	2.8	182
강낭콩, 요리된 것, 1/2컵	2.6	112
정어리, 기름이 함유된 통조림, 3oz	2.5	177
소고기(갈비), 3oz	2.4	195
병아리콩, 요리된것, 1/2컵	2.4	134
오리(살고기), 구운 것, 3oz	2.3	171
양고기(어깨, 팔부위), 요리된 것, 3oz	2.3	237
자두주스, 3/4컵	2.3	136
새우, 통조림, 3oz	2.3	102
동부콩, 요리된 것, 1/2컵	2.2	100
간 소고기, 요리된 것, 3oz	2.2	212
토마토퓨레, 1/2컵	2.2	48
리마콩, 요리된 것, 1/2컵	2.2	108
대두, 잎, 요리된 것, 1/2컵	2.2	127
흰강낭콩, 요리된 것, 1/2컵	2.1	127
삶아서 튀긴콩, 1/2컵	2.1	118
소고기(등심, 기름기 없는 부위), 요리된 것, 3oz	2.0	156
토마토페이스트, 1/4컵	2.0	54

일일권장량의 10% 이상을 함유한 식품, 10대와 여성성인의 일일권장량은 18mg/day

부록 E 유제품이 아닌 칼슘 함유 식품(유제품이 아닌 식품에 함유된 칼슘은 mg으로 표시하고 음식의 칼로리도 제시)

식품, 기준량	칼슘(mg)	kcal
강화시리얼, 1oz	236~1043	88~106
두유, 칼슘강화, 1컵	368	98
정어리, 저장기름 제거, 3oz	325	177
두부, 1/2컵	253	88
분홍연어, 뼈함유 통조림, 3oz	181	118
콜라드, 1/2컵	178	31
당밀, 1큰술	172	47
시금치, 1/2컵	146	30
대두, 요리된 것, 1/2컵	130	127
순무우잎, 요리된 것, 1/2컵	124	24
농어, 요리된 것, 3oz	116	103
동부콩, 1/2컵	106	80
흰콩, 통조림, 1/2컵	96	153
케일, 요리된 것, 1/2컵	90	20
오크라, 요리된 것 1/2컵	88	26
대두, 요리된 것 1/2컵	88	149
꽃게, 통조림, 3oz	86	84
근대, 요리된 것 1/2컵	82	19
배추, 요리된 것 1/2컵	79	10
대합조개, 통조림, 3oz	78	126
민들레잎, 요리된것 1/2컵	74	17
무지개송어, 요리된것 3oz	73	144

성인의 일일권장량은 1000mg/day

부록 E 칼슘 함유 식품(기준량의 식품에 함유된 칼슘은 mg으로 표시하고 음식의 칼로리도 제시)

식품, 기준량	칼슘(mg)	kcal
플레인 요구르트, 8oz	452	127
로마노치즈, 1.5oz	452	165
저온살균가공 스위스치즈, 1.5oz	336	162
플레인 요구르트, 저지방, 8oz	415	143
과일 요구르트, 저지방, 8oz	345	232
스위스치즈, 2oz	438	190
니코타치즈, 1/2컵	335	170
미국식치즈식품, 2oz	323	188
프로볼로네치즈, 1.5oz	321	150
모짜렐라치즈, 1.5oz	311	129
체다치즈, 1.5oz	307	171
무지방우유, 1컵	306	83
문스터치즈, 1.5oz	305	156
1% 저지방우유, 1컵	290	102
저지방 초코우유, 1컵	288	158
2% 저지방우유, 1컵	285	122
2% 저지방 초코렛우유, 1컵	285	180
저지방 버터우유, 1컵	284	98
초코우유, 1컵	280	208
우유, 1컵	276	146
플레인 요구르트, 전 우유, 8oz	275	138
리코타치즈, 전유, 1/2컵	255	214
블루치즈, 1.5oz	225	150
모짜렐라치즈, 전 우유, 1.5oz	215	128
페타치즈, 1.5oz	210	113

일일권장량의 20% 이상 함유식품, 성인의 일일권장량은 1000mg/day

부록 E 비타민 A 함유 식품(기준량의 식품에 함유된 비타민 A는 microgram retinol activity equivalen(RAE)으로 표시하고 음식의 칼로리도 제시)

식품, 기준량	비타민 A(mcg RAE)	kcal
내장육(간, 내장), 요리된 것, 3oz	1490~9126	134~235
당근주스, 3/4컵	1692	71
고구마, 구운것, 중간 것 1개	1096	103
호박, 통조림, 1/2컵	953	42
당근, 요리된 것, 1/2컵	671	27
시금치, 요리된 것, 1/2컵	573	30
콜라드, 요리된 것, 1/2컵	489	31
케일, 요리된 것, 1/2컵	478	20
혼합야채, 통조림, 1/2컵	474	40
순무우잎, 요리된 것, 1/2컵	441	24
비타민 A 강화시리얼, 1oz	180~376	100~117
당근, 날 것, 작은 것 1개	301	20
근대, 요리된 것, 1/2컵	276	19
겨울호박, 요리된 것, 1/2컵	268	38
민들레잎, 요리된 것, 1/2컵	260	18
칸탈로프메론, 날것, 중간 것 1/4개	233	46
겨자잎, 요리된 것, 1/2컵	221	11
청어 초절임, 3oz	219	222
붉은피망, 요리된 것, 1/2컵	186	19
배추, 요리된 것, 1/2컵	180	10

일일권장량의 20% 이상 함유식품, 성인의 일일권장량은 900mcg/day RAE

부록 E　마그네슘 함유 식품(기준량의 식품에 함유된 마그네슘은 mg으로 표시하고 음식의 칼로리도 제시)

식품, 기준량	마그네슘(mg)	kcal
호박, 구운 것, 1oz	151	148
브라질호두, 1oz	107	186
넙치, 요리된 것, 3oz	91	119
명아주, 말린것, 1/4컵	89	159
시금치, 통조림, 1/2컵	81	25
아몬드, 1oz	78	164
시금치, 요리된 것, 1/2컵	78	20
메밀가루, 1/4컵	75	101
케슈, 구운 것, 1oz	74	163
대두, 요리된 것, 1/2컵	74	149
잣, 말린 것, 1oz	71	191
혼합견과류, 1oz	67	175
대두, 통조림, 1/2컵	67	154
명태, 요리된 것, 3oz	62	96
검정콩, 요리된 것, 1/2컵	60	114
불가, 말린 것, 1/4컵	57	120
귀리, 날것, 1/4컵	55	58
대두, 요리된 것, 1/2컵	54	127
참치, 황다랭어, 요리된 것, 3oz	54	118
아티초크, 요리된 것, 1/2컵	50	42
땅콩, 구운것, 1oz	50	166
리마콩, 요리된 것, 1/2컵	50	95
근대, 요리된 것, 1/2컵	49	19

부록 E 마그네슘 함유 식품(기준량의 식품에 함유된 마그네슘은 mg으로 표시하고 음식의 칼로리도 제시) (계속)

식품, 기준량	마그네슘(mg)	kcal
흰강낭콩, 요리된 것, 1/2컵	48	127
두부, 1/2컵	47	88
오크라, 요리된 것, 1/2컵	47	26
두유, 1컵	47	127
동부콩, 요리된 것, 1/2컵	46	100
헤즐럿, 1oz	46	178
귀리머핀, 1oz	45	77
그레이트노던 콩, 요리된 것, 1/2컵	44	104
귀리, 요리된 것, 1/2컵	44	44
메밀, 요리된 것, 1/2컵	43	78
현미, 요리된 것, 1/2컵	42	108
해덕, 요리된 것, 3oz	42	95

일일권장량의 10% 이상 함유식품, 성인의 일일권장량은 420mg/day

부록 E 식이섬유소 함유 식품(기준량의 식품에 함유된 식이섬유를 g으로 표시하고 음식의 칼로리도 제시)

식품, 기준량	식이섬유(g)	kcal
흰강낭콩, 요리된 것, 1/2컵	9.5	128
시리얼, 1/2컵	8.8	78
강낭콩, 통조림, 1/2컵	8.2	109
완두콩, 요리된 것, 1/2컵	8.1	116
렌즈콩, 요리된 것, 1/2컵	7.8	115
검은콩, 요리된 것, 1/2컵	7.5	114
껍질이 얼룩덜룩한 강낭콩, 요리된 것, 1/2컵	7.7	122
리마콩, 요리된 것, 1/2컵	6.6	108
아티초크, 요리된 것, 1개	6.5	60
흰콩, 통조림, 1/2컵	6.3	154
병아리콩, 요리된 것, 1/2컵	6.2	135
그레이트노던콩, 요리된 것, 1/2컵	6.2	105
동부콩, 1/2컵	5.6	100
대두, 요리된 것, 1/2컵	5.2	149
크래커, 2개	5.0	74
고구마, 껍질벗겨 구운 것, 중간 것, 1개(146g)	4.8	131
동양배, 날 것, 작은 것, 1개	4.4	51
푸른완두콩, 요리된 것, 1/2컵	4.4	67
통밀머핀, 1개	4.4	134
배, 날 것, 작은 것, 1개	4.3	81
불가, 요리된 것, 1/2컵	4.1	76
혼합야채, 요리된 것, 1/2컵	4.0	59
산딸기, 날 것, 1/2컵	4.0	32
고구마, 삶은것, 중간 것, 1개(156g)	3.9	119

부록 E 식이섬유소 함유 식품(기준량의 식품에 함유된 식이섬유를 g 표시하고 음식의 칼로리도 제시) (계속)

식품, 기준량	식이섬유(g)	kcal
블랙베리, 날 것, 1/2컵	3.8	31
감자, 껍질채 구운 것, 중간 것, 1개	3.8	161
대두, 요리된 것, 1/2컵	3.8	127
익혀말린 자두, 1/2컵	3.8	138
무화과, 말린 것, 1/4컵	3.7	93
대추, 1/4컵	3.6	126
귀리, 날 것, 1/4컵	3.6	58
호박, 통조림, 1/2컵	3.6	42
시금치, 요리된 것, 1/2컵	3.5	30
아몬드, 1oz	3.3	164
사과(껍질포함), 날것, 중간 것, 1개	3.3	72
바나나, 중간 것, 1개,	3.1	105
오렌지, 날것, 중간 것, 1개	3.1	62
귀리머핀, 작은 것 1개	3.0	178
구아바, 중간 것, 1개	3.0	37
보리, 요리된 것, 1/2컵	3.0	97
독일식김치, 통조림, 1/2컵	3.0	23
토마토페이스트, 1/4컵	2.9	54
겨울호박, 요리된 것, 1/2컵	2.9	38
브로콜리, 요리된 것, 1/2컵	2.8	26
순무잎, 요리된 것, 1/2컵	2.5	15
콜라드, 요리된 것, 1/2컵	2.7	25
오크라, 요리된 것, 1/2컵	2.6	26
껍질완두콩, 요리된 것, 1/2컵	2.5	42

일일권장량의 10% 이상 함유식품, 성인의 일일권장량은 25g/day

부록 E 비타민 C 함유 식품(기준량의 식품에 함유된 비타민 C를 mg으로 표시하고 음식의 칼로리도 제시)

식품, 기준량	비타민 C(mg)	kcal
구아바, 날 것, 1/2컵	188	56
붉은피망, 날 것, 1/2컵	142	20
붉은피망, 요리된 것, 1/2컵	116	19
키위, 중간 것, 1개	76	46
오렌지, 날 것, 중간 것, 1개	70	62
오렌지주스, 3/4컵	61~93	79~84
녹색피망, 날 것, 1/2컵	60	15
녹색피망, 요리된 것, 1/2컵	51	19
포도주스, 3/4컵	50~70	71~86
야채주스, 3/4컵	50	34
딸기, 날 것, 1/2컵	49	27
양배추, 요리된 것, 1/2컵	48	28
칸탈로크, 중간 것, 1/4개	47	51
파파야, 날 것, 중간 것, 1/4개	47	30
콜라비, 요리된 것, 1/2컵	45	24
브로콜리, 날 것, 1/2컵	39	15
깍지완두콩, 요리된 것, 1/2컵	38	34
브로콜리, 요리된 것, 1/2컵	37	26
고구마, 통조림, 1/2컵	34	116
토마토주스, 3/4컵	33	31
꽃양배추, 요리된 것, 1/2컵	28	17
파인애플, 날 것, 1/2컵	28	37
케일, 요리된 것, 1/2컵	27	18
망고, 1/2컵	23	54

일일권장량의 20% 이상 함유식품, 성인의 일일권장량은 90mg/day

부록 F 칼로리 권장량에 따른 식품군별 식품섭취 패턴

남성				여성			
활동량 나이	가벼운 활동	보통 활동	심한 활동	활동량 나이	가벼운 활동	보통 활동	심한 활동
2	1000	1000	1000	2	1000	1000	1000
3	1000	1400	1400	3	1000	1200	1400
4	1200	1400	1600	4	1200	1400	1400
5	1200	1400	1600	5	1200	1400	1600
6	1400	1600	1800	6	1200	1400	1600
7	1400	1600	1800	7	1200	1600	1800
8	1400	1600	2000	8	1400	1600	1800
9	1600	1800	2000	9	1400	1600	1800
10	1600	1800	2200	10	1400	1800	2000
11	1800	2000	2200	11	1600	1800	2000
12	1800	2200	2400	12	1600	2000	2200
13	2000	2200	2600	13	1600	2000	2200
14	2000	2400	2800	14	1800	2000	2400
15	2200	2600	3000	15	1800	2000	2400
16	2400	2800	3200	16	1800	2000	2400
17	2400	2800	3200	17	1800	2000	2400
18	2400	2800	3200	18	1800	2000	2400
19~20	2600	2800	3000	19~20	2000	2200	2400
21~25	2400	2800	3000	21~25	2000	2200	2400
26~30	2400	2600	3000	26~30	1800	2000	2400
31~35	2400	2600	3000	31~35	1800	2000	2200
36~40	2400	2600	2800	36~40	1800	2000	2200
41~45	2200	2600	2800	41~45	1800	2000	2200
46~50	2200	2400	2800	46~50	1800	2000	2200
51~55	2200	2400	2800	51~55	1600	1800	2200
56~60	2200	2400	2600	56~60	1600	1800	2200
61~65	2000	2400	2600	61~65	1600	1800	2000
66~70	2000	2200	2600	66~70	1600	1800	2000
71~75	2000	2200	2600	71~75	1600	1800	2000
76 이상	2000	2000	2400	76 이상	1600	1800	2000

칼로리 권장은 성별, 나이, 활동 수준에 따라 다르다. 아래 표는 나이와 활동 정도에 따른 남성과 여성의 칼로리 섭취량을 나타내었다. 2~18세의 아동과 성인의 칼로리 권장량은 5년마다 개정되어 제공된다.

부록 G　전형적인 것과 권장되는 1회 섭취분량

육류, 가금류, 생선, 콩류, 견과류군(2~3회/일) 총 5~7oz

대표 식품들	전형적인 식품 섭취 분량(portion)	식품 섭취 분량 1회 섭취량 환산	권장되는 1회 섭취 분량
스테이크	13oz	5	2~3oz
스크램블드 에그	달걀 3개	3	달걀 1개
참치 샐러드 (샌드위치 속에 함유된)	6oz	2	2~3oz

빵류, 씨리얼, 쌀과 파스타군(6~11회/일)

대표 식품들	전형적인 식품 섭취 분량(portion)	식품 섭취 분량 1회 섭취량 환산	권장되는 1회 섭취 분량
햄버그 빵	빵 1개	2	빵 1/2개
머핀 (중간 크기)	6oz	3	2oz
베이글	4oz	4	1oz
스파게티	삶은 스파게티 3 1/2컵	7	삶은 스파게티 1/2컵

야채군(3~5회/일)과 과일군(2~4회/일)

대표 식품들	전형적인 식품 섭취 분량(portion)	식품 섭취 분량 1회 섭취량 환산	권장되는 1회 섭취 분량
오렌지 쥬스	오렌지큰 것 1개 (12~16oz)	2~3	6oz(3/4컵)
구운 감자	큰 것 1개(7oz)	3	작은 것 1개 ($2\frac{1}{4}$ oz)

유지류 및 당류

대표 식품들	전형적인 식품 섭취 분량(portion)	식품 섭취 분량 1회 섭취량 환산	권장되는 1회 섭취 분량
베이글 위에 얹은 크림 치즈	4큰술	2	2큰술
탄산음료(1병)	20oz	$2\frac{1}{2}$	8oz
샐러드 드레싱	4큰술	2	2큰술

부록 G 제공되는 크기 기억 방법

가정에서 사용되는 항목

	주사위 4조각	치즈 1oz
	카드 1벌	요리된 고기 3oz
	골프공 1개	2큰술
	컴퓨터 마우스 1개	감자 작은 것 1개
	야구공 1개	1컵

인체에서 사용되는 것

	엄지 손가락 2개	1oz 또는 2큰술
	여성 손바닥	3oz
	주먹 1개	1컵

INDEX
찾아보기

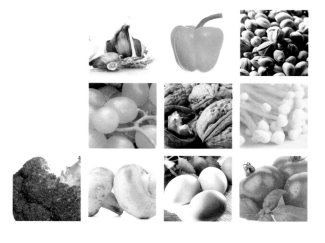